Intervallfasten für Frauen

langfristig abnehmen, gesund bleiben und sich wohler fühlen dank intermittierendem Fasten

W0214064

von

Laura Sommerfeld

© Copyright Laura Sommerfeld, 2019, Deutschland

Alle Rechte vorbehalten. Ein Nachdruck, eine Vervielfältigung oder Übersetzung oder jedwede andere Art der Verwertung oder Verarbeitung (auch die elektronische Verarbeitung und Verbreitung) ist ausdrücklich nur mit schriftlicher Genehmigung des Autors gestattet.

Unter keinen Umständen ist der Autor rechtlich haftbar zu machen, für Schäden, Verletzungen oder finanzielle Einbußen, die durch die Nutzung und Umsetzung der Informationen in diesem Buch direkt oder indirekt entstehen. Dies schließt auch Fehler, Ungenauigkeiten und Falschaussagen seitens des Autors ein.

Die Inhalte dieses Buches dienen allein dem Zweck der Unterhaltung und Bildung. Der Autor nimmt in keiner Form eine professionelle Beratung im rechtlichen, finanziellen und medizinischen Bereich vor. Bitte kontaktieren Sie eine ausgebildete Fachkraft, bevor Sie die in diesem Buch beschriebenen Techniken anwenden.

Inhaltsverzeichnis

1 Einführung

Hallo an alle Leserinnen. Vielen Dank für euer Vertrauen und den Kauf dieses Buches. Mein Name ist Laura Sommerfeld und ich arbeite seit ca. zehn Jahren als Fitnesstrainerin, Ernährungsberaterin und Lifecoach in Deutschlands schöner Hauptstadt. Ich bin zweifache Mutter und betreibe seit nun mehr fast sieben Jahren Intervallfasten. Von den positiven körperlichen und mentalen Effekten des Fastens bin ich mittlerweile komplett überzeugt.

Damit auch ihr von dieser Form der Lebensführung und der Ernährung profitieren könnt, habe ich mein Wissen über das Intervallfasten, im englischsprachigen Raum auch als »intermittent fasting« bekannt, in den letzten Monaten in diesem Buch zusammengefasst.

Ich wünsche euch viel Spaß beim Lesen und einen erfolgreichen Start in ein neues, gesünderes und schlankeres Leben!

In diesem Buch haben wir eine gemeinsame Reise in eine neue Welt der Ernährung vor uns, die eigentlich keine Welt der Ernährung und schon gar nicht neu ist, dazu aber später mehr.

Bevor wir uns mit vollem Interesse dem Inhalt dieses Buches und damit dem Intervallfasten für uns Mädels widmen, sollten wir ein paar Worte voranstellen. Als Frau weiß ich natürlich, wie schwer es unser Geschlecht manchmal hat. Wir sollen auf der Arbeit unseren Mann stehen und am besten gleich noch eine Managerin sein. Kommen wir nach Hause, dann erwarten uns neue Aufgaben.

Da sind die Kinder, da ist der Haushalt und da ist natürlich unser Mann. Alles sollen wir managen und in allem sollen wir glänzen. Dafür müssten wir jedoch 48 Stunden pro Tag Zeit haben und so hasten wir durch unser Leben, immer unter Druck und nie mit Zeit für uns oder ein wenig Entspannung.

Jetzt lest ihr dieses Buch und dann denkt ihr euch, toll, eine neue Diät mit neuen Ansprüchen, mit neuen Gerichten und mit noch weniger Zeit. Wir sollen für uns selbst kochen, wir sollen gesund kochen und wir müssen neue Gerichte kennenlernen oder sogar selbst erfinden und das alles in der Mitte des Alltagsstresses. Nein, meine Leserinnen, das ist nicht der Inhalt meines Buches. Ich bedränge euch nicht mit neuen Aufgaben, neuen Rezepten und mit neuer Verantwortung, die euch Zeit, Entspannung und Zufriedenheit kostet.

Mein Anliegen mit diesem Buch ist es, euch allen Freiheit, Freizeit, Geld und Schlankheit sowie Gesundheit und darüber hinaus noch mehr Schönheit zu bringen und dies alles zur gleichen Zeit. Ja, ihr habt richtig gelesen. Ich weiß, ihr alle wollt abnehmen und vor allem gesünder leben. Kein Problem, in diesem Buch findet ihr die einfachste Antwort darauf.

Ihr werdet Freiheit bekommen. Anstatt nun eine Ernährungsform krampfhaft durchzuhalten und all den Genüssen zu entsagen, bekommt ihr die Freiheit, zu essen, was ihr wollt. Natürlich werde ich euch Anregungen geben, doch die Idee des Intervallfastens ist, dass man mit seiner normalen Ernährung einfach weitermacht. Ja, ihr könnt weiter das essen, was ihr wollt. Ich zwinge euch keine Regeln über Low Carb auf, zwinge euch nicht zum Kalorienzählen und zwinge euch auch nicht, exotische Gerichte zu erlernen. Ihr seid frei in eurer Wahl und sollt euer Essen auch tatsächlich genießen. Dadurch lebt ihr gesünder, habt weniger Stress und auch das Essen bietet dann mehr Inhalt.

Ich schenke euch Freizeit. Ja, eine Diät kostet Zeit und eine neue Ernährungsform noch viel mehr. Ihr müsst neue Gerichte kochen, müsst mehr Zeit beim Einkaufen und dann anschließend in der Küche zubringen, jedoch nicht mit dem Intervallfasten. Ihr könnt essen wie bisher. Das bedeutet, ich werde euch keine Freizeit wegnehmen.

Besser noch. Das Intervallfasten verbindet normales Essen mit Fasten. Fasten bedeutet aber, nicht zu essen. Während der Zeit, in welcher ihr nicht esst, habt ihr mehr Freizeit. Wenn ihr nicht kochen müsst, habt ihr mehr Freizeit. Wenn ihr weniger einkaufen müsst, habt ihr mehr Freizeit. Ihr werden überrascht sein, wie viel Entspannung ihr bekommen könnt, wenn ihr einfach nur immer wieder eine Fastenpause einlegt. Es dauert einfach zu lange, all die Speisen zuzubereiten, die uns dick machen und uns später Reue bringen.

Dieses Buch bringt euch Geld. Ihr werdet fasten und wer fastet, isst nichts. Das bedeutet, ihr spart euch das Geld für die Nahrungsmittel, die ihr nicht esst und für all die Begleitumstände, also das Kochen und davor noch das Frischhalten im Kühlschrank bzw. in der Kühltruhe. Ihr esst insgesamt weniger und damit gebt ihr auch weniger Geld aus.

Ich bringe euch mit diesem Buch Schlankheit. Nein, ihr werdet keine Crash-Diät mit allen schlechten Nebenwirkungen und dem Jo-Jo-Effekt erleben. Auf euch wartet ein langsames, stetiges Abnehmen, das vor allem gesund und nachhaltig ist. Jeden Monat verschwinden ein paar Kilos und das auf Nimmerwiedersehen. Das ist es, worauf es uns Mädels richtig ankommt. Mit dem Intervallfasten ist es jedoch nur eines von vielen Dingen, die euch erwarten.

Am Ende bringe ich euch mit dem Intervallfasten Gesundheit. Das gilt sogar im doppelten Sinne. Als Erstes werdet ihr schlanker und das ist für sich genommen bereits gesünder. Ihr werdet euch wohler fühlen, energiegeladen sein und auch wieder mehr Motivation haben, etwas zu unternehmen. Das ist aber nur die eine Seite. Zum Zweiten werdet ihr nämlich auch noch die Selbstheilungskräfte aktivieren, die in eurem Körper stecken. Ihr werdet sehen, wie viele Wehwehchen, an die ihr euch gewöhnt habt, einfach so sang- und klanglos wieder verschwinden.

Und ihr werdet schöner werden. Damit meine ich jedoch nicht einfach nur, dass ihr an Kilos verliert, sondern ich meine eure Haut, Nägel und Haare. Sie alle werden besser aussehen. Eure Nägel werden fest, eure Haut gewinnt an Spannkraft und eure Haare werden wieder voll sein und alle zusammen bekommen sie mehr Glanz. Das ist auch eine Folge der Selbstheilung eures Körpers.

Na, habe ich euch Lust auf das Lesen gemacht? Dann lasst euch nicht länger aufhalten und springt hinein in das Vergnügen und findet den Weg zu mehr Freiheit, Freizeit, Geld, Schlankheit, Gesundheit und mehr Schönheit. Viel Vergnügen und frohes Fasten.

2 Die Theorie

Bevor wir uns anschauen, wie wir das Intervallfasten in unser Leben einbinden können, müssen wir diese neue Welt der Ernährung erst einmal kennenlernen. Dabei werden wir auch zugleich herausfinden, warum diese neue Welt der Ernährung eigentlich keine eigene Welt und schon gar nicht neu ist. Ihr werdet fasziniert sein, wenn ihr seht, wie wir das Alte mit dem heutigen Leben kombinieren und was es euch bringen kann.

2.1 Was ist Intervallfasten?

Das Intervallfasten ist eine alte Antwort auf ein neues Problem. Ja, richtig, eine alte Antwort, denn das Intervallfasten begleitet und als Menschheit bereits sein über eintausend Jahren und das Fasten an sich noch viel länger als das.

Das neue Problem jedoch ist unser Wohlstandsfett. Wir haben viel zu viel Essen in einer viel zu hohen Qualität und bei viel zu wenig Bewegung. Das Resultat findet sich auf unseren Hüften wieder und da wollen weder ihr noch ich es sehen.

Das Intervallfasten bietet eine einfache Möglichkeit, das Fett auf unseren Hüften und auch überall sonst, wo es sich verstecken mag, loszuwerden. Dazu essen und fasten wir einfach abwechselnd, also in Intervallen. Daher der Name „Intervallfasten".

2.1.1 Die Steinzeit

Was hat die Steinzeit, diese uralte, fast vergessene Ära, mit uns zu tun? Alles und nichts zugleich. Die Steinzeit hat mit uns nichts zu tun, denn damals wurde gehungert und zugleich hat gearbeitet. Das ist das genaue Gegenteil von uns heute. Zugleich aber hat sie alles mit uns zu tun, denn unser Körper hat sich nicht verändert. Er lebt noch immer in der Steinzeit und sieht die Welt noch genauso an wie damals.

Was waren die wesentlichen Merkmale der Steinzeit? Die Männer gingen auf die Jagd und die Frauen sammelten. Damit brachten die Männer hin und wieder tierische Nahrung in Form eines erlegten Mammuts oder anderen Tieres nach Hause, während die Frauen einen relativ stetigen Strom an pflanzlicher Nahrung brachten. Das ist jedoch sehr theoretisch und muss mehr beleuchtet werden.

Schauen wir uns die pflanzliche Nahrung an. Die Frauen damals sammelten Beeren und Früchte. Das hatte jedoch eine stark jahreszeitliche Abhängigkeit. Das bedeutet, dass der Strom an pflanzlichen Nahrungsmitteln weit weniger stetig war, als er auf den ersten Blick aussah. Es gab höhen, in der Erntezeit, und tiefen, wenn es fast keine Früchte mehr gab. Die Vorräte waren dann aufgebraucht und neue Früchte noch nicht an den Bäumen und Sträuchern.

Die Männer hatten es auch nicht besser. Sie gingen für Tage, manchmal sogar Wochen, auf die Jagd. Hatten sie Glück, erlegten sie ein großes Tier. Dann schnitten sie es in Teile und schleppten das Fleisch heim zu ihren Frauen. Es gab dann plötzlich viel zu essen und es musste auch gegessen werden. Es gab keine Kühlschränke oder Gefriertruhen. Was nicht gleich verschlungen wurde, konnte sich nicht lange halten. OK, später kamen noch das Räuchern und andere Methoden auf, aber wir sprechen hier von der Steinzeit, als es schon schwer war, überhaupt ein Feuer zu entfachen.

Was war also die Realität für den Körper? Er hatte lange Hungerstrecken zu überstehen, die von wahren Festmahlen unterbrochen wurden. Das hat natürlich Auswirkungen auf uns heute, denn noch immer erwartet unser Körper, dass es zu einer langen Hungerstrecke kommt.

Das Resultat für uns ist, was die heutige Lebensführung anbelangt, absolutes Gift. Wir essen ständig sehr viel und sehr gehaltvolles Essen. Da der Körper ständig neue Hungersnöte erwartet, legt er sofort Vorräte an. Das sind dann unsere Fettpolster. Diese sollen uns durch eine Zeit des Hungers bringen, nur dass diese Zeit des Hungerns überhaupt nicht kommt. So werden wir dicker und dicker, während der Körper Energie über Energie hortet und in Fett abspeichert.

Der Körper ist an Intervalle gewöhnt. Eine Zeit der zu vielen Nahrung wechselt sich mit einer Zeit der zu wenigen Nahrung ab. Das Intervallfasten kann ihm nun diese Abwechslung wiedergeben und damit ein für unseren Körper natürliches Gleichgewicht bringen.

2.1.2 Das religiöse Fasten

Die Menschen litten früher Entbehrungen, was für uns heute als schlimm erscheint, tatsächlich aber für den Körper ein natürliches Gleichgewicht brachte. Diese Entbehrungen wurden auch bald instrumentalisiert. Nachdem die ersten Naturreligionen aufkamen, folgten vor 2000 Jahren die Christen. Das Christentum verbreitete sich sehr schnell und sehr weit und Gegenstand war die Verehrung des einen Gottes.

Wenn man nun die Bibel ein wenig anschaut, da gibt es Regeln, an die wir uns halten sollen und es gibt Strafen. Ja, die Bibel ist nicht immer nur Freude und Freundlichkeit. Ein Blick über das Kapitel von Sodom und Gomorra beweisen, dass Gott, zumindest nach der Auffassung der Leute damals, auch straft.

Gab es eine Dürre oder eine Naturkatastrophe, dann wurde dies als Werk Gottes und als eine Strafe für die sündigen Menschen angesehen. Daher suchten unsere Vorfahren nach einem Weg, Gott zu besänftigen. Sie wollten ihm ihre Liebe und Verehrung zeigen. Das Ganze läuft auf einen Deal hinaus, wenn man es sich ganz profan anschaut. Wir Menschen verehren Gott, so dass Gott uns nicht bestraft. Noch besser, wir bestrafen uns selbst und Gott braucht das nicht zu tun. So können wir die Strafe wählen und müssen nicht vor dem Unbekannten Angst haben.

Ein Weg, Verehrung und Demut zu zeigen, war das Fasten. Dies diente auch zugleich als Strafe, als Sühne für begangene oder eingebildete Sünden. Das Resultat war, dass die Menschen einfach für eine Zeit auf das normale Essen verzichteten.

Das Fasten konnte verschiedene Formen annehmen. So wurde ganz auf Nahrung verzichtet oder es gab nur Brot bzw. nur Brot und Fisch. Das hing alles mit der Region, der Zeit und den Sünden zusammen.

Für den Körper war das Fasten jedoch ein willkommenes Spiel zwischen Nahrungsaufnahme und Hunger. So wurde für ihn ein Ausgleich geschaffen und, auch wenn es für uns heute kaum glaubhaft erscheint, ein gesünderes Leben erreicht.

2.1.3 Das Heilfasten

Wir müssen noch einmal einen Schritt zurückmachen und in die Steinzeit schauen. Unser Körper bereitet sich auf abwechselnde Zeiten vor. Er erlebt ein überschwängliches Nahrungsangebot und erwartet Zeiten des Hungers. Er will es so und er ist dafür eingerichtet. Das mussten auch die Leute entdecken, die das Fasten aus religiösen Gründen betrieben.

Wer tatsächlich einmal über mehrere Tage fastet, wird einige interessante Effekte entdecken. Als Erstes verschwindet nach zwei Tagen ungefähr der Hunger. Der Körper schreit nicht mehr nach Nahrung, er findet sich mit der Hungersnot ab.

Schon nach ungefähr zwei bis drei Tagen verspürt man mehr Energie. Das liegt daran, dass der Körper die Verdauung abschaltet. Anstatt Energie darauf aufzuwenden, Nahrung umzuwandeln und Fettpolster zu produzieren, bedient sich der Körper nun aus den Fettpolstern und fährt den Stoffwechsel herunter. Alle unsere Energie steht uns nun für das zur Verfügung, was wir tun wollen und das können wir einfach auch fühlen.

Noch ein paar Tage mehr, und die Haut, die Nägel und die Haare sehen besser aus. Das Wohlbefinden steigt und Krankheiten verschwinden. Das liegt einfach daran, dass wir uns jeden Tag mit der heutigen industriell stark verarbeiteten Nahrung auch ein wenig vergiften. Wenn wir fasten, führen wir unserem Körper kein neues Junkfood und damit auch keine neuen Gifte zu. Von diesem Druck befreit, kann der Körper an die Reinigung gehen und die Gifte, die sich noch in uns befinden, ausscheiden. Da sie uns über die Zeit hinweg krankgemacht haben, werden wir nun ohne sie auch wieder gesünder.

Das Fasten hat also auch immer noch eine heilende Wirkung. Diese wird auch heute noch gezielt im Rahmen des sogenannten Heilfastens genutzt, damit sich der Körper ganz einfach selbst regenerieren und die erlittenen Schäden ausgleichen kann. Fasten ist gesund.

2.1.4 Der Ramadan

Die Menschen in Europa kamen dann auch über die Kreuzzüge mit der moslemischen Religion in Berührung. Auch diese Religion kennt das Fasten, doch es wird dort anders gehandhabt.

Die Fastenzeit im Islam wird als Ramadan bezeichnet. Der Ramadan wird auch als der Fastenmonat bezeichnet, denn es handelt sich tatsächlich um einen ganzen Monat, an dem gefastet wird. Das Fasten im Ramadan unterscheidet sich jedoch erheblich vom christlichen Fasten.

Im Ramadan wird tagsüber absolut keine Nahrung aufgenommen. Das bedeutet, es wird nichts gegessen, aber auch nichts getrunken. Der Körper bekommt absolut nichts für sich und kann sich darum auf die Reinigung konzentrieren und sich wieder regenerieren.

Nach dem Sonnenuntergang jedoch können die Fastenden essen und trinken, was sie wollen, solange sie den üblichen Regeln für die Nahrung in ihrer Religion folgen, was zum Beispiel den Verzehr von Schweinefleisch ausschließt.

Der Ramadan ist also ein interessantes Beispiel für die Anwendung des Intervallfastens. Der Tag ist das Intervall des Fastens und die Nacht ist das Intervall des Essens. Nun erscheint es auf den ersten Blick als abwegig, doch tatsächlich können auch bei dieser Art des abwechselnden Essens und Fastens die Folgen des normalen Fastens festgestellt werden. Der Körper entgiftet sich, wenn auch langsamer, und heilt sich dabei.

Der Ramadan ist die erste, echte Form des Intervallfastens. Auch wenn er religiös motiviert ist, hilft er dennoch den Fastenden, Gewicht zu verlieren und Gesundheit zu gewinnen. Das bietet ein gutes Beispiel für uns, unser eigenes Interfallfasten durchzuführen, um an diesem natürlichen Effekt des Abnehmens und Heilens teilzuhaben.

2.1.5 Unser Intervallfasten

Für den Körper ist das Intervallfasten sehr viel natürlicher als unser tägliches Vollstopfen mit den verschiedensten Nahrungsmitteln. Es gibt ihm die Möglichkeit, auch weiterhin seine Fettpolster aufzubauen und sie anschließend aber auch auf natürliche Weise aufzubrauchen.

Zugleich kann er sich von den Giften, die auch in unserer heutigen industriell stark verarbeiteten Nahrung enthalten sind, befreien und damit heilen.

Wir brauchen also nicht unsere Nahrung großartig umzustellen, sondern können einfach auf diese älteste Methode der Welt zurückgreifen und unseren körperlichen Zustand und unser Wohlbefinden zur gleichen Zeit verbessern.

2.2 Die verschiedenen Fastenarten

In den folgenden Kapiteln schauen wir uns die verschiedenen Fastenarten an, die es so gibt, und werfen auch ein Blick auf die elendigen Crash-Diäten. Außerdem erkläre ich euch, warum das Intervallfasten den anderen Fastenformen deutlich überlegen ist und warum ihr es auf jeden Fall einmal probieren solltet.

2.2.1 Crash-Diäten - warum der Jo-Jo Effekt immer wieder zuschlägt

Jede Frau kennt sie, die Crash-Diäten. Sie werden in Frauenmagazinen propagiert, über das Internet verbreitet und es ist schwer, sich ihrer zu entziehen. Sie versprechen großartige Erfolge. Da wird von so und so vielen Kilos in einer so und so kurzen Zeit gesprochen, doch das ist alles nur Augenwischerei. Während unser Körper darauf ausgelegt ist, Essenszeiten mit Hungerszeiten abzuwechseln, bieten ihm die Crash-Diäten genau all das, was er nicht will.

Schauen wir uns zuerst einmal an, was eine Crash-Diät überhaupt ist. Der Name verrät es schon, es geht um das schlagartige (Crash) abnehmen (Diät). Wer eine Crash-Diät macht, der will sofort viele Kilos verlieren. Es geht also nicht um den langanhaltenden Erfolg und das ist auch schon der erste Nachteil einer Crash-Diät.

Unser Körper ist clever. Er legt Fettpolster an, weil er davon ausgeht, dass wir noch in der Steinzeit leben. Diese Fettpolster kommen, wenn wir viel essen und sie ernähren uns, wenn wir keine Nahrung finden können. Soweit, so gut. Doch hier muss das Verständnis noch einmal genauer ansetzen. Wir essen, legen Fett an und verwenden es während des Hungerns. Das Fett ist also unsere Überlebensreserve.

Eine Crash-Diät suggeriert dem Körper nun, dass er tatsächlich um sein Überleben bangen muss. Das bedeutet, sobald wir nach einer solchen Diät wieder normal essen, wird er diese Lehre sofort und radikal anwenden. Er wird noch mehr Fettpolster anlegen, um der nächsten Hungersperiode gewachsen zu sein. Die Folge ist der sogenannten Jo-Jo Effekt. Wir nehmen ab und wieder zu und wieder ab und wieder zu und haben nach ein paar Jahren unser Gewicht fast verdoppelt.

Nun ist der Jo-Jo Effekt schon schlimm genug, doch damit ist das Negative an den Crash-Diäten noch lange nicht abgetan. Es kommt noch viel schlimmer. Unser Körper sieht nämlich das Fett als seine Überlebensreserve an, was bedeutet, dass er es nicht gerne hergibt. Niemand greift seine Reserven an und wird zuerst nach anderen Wegen suchen, um mit einer Notsituation fertigzuwerden. Das bedeutet für unseren Körper, er greift zuerst etwas anderes an und das sind für ihn die Muskeln. Er wird diese langsam abbauen und aus ihnen seine Energie beziehen, anstatt sich an dem Fett zu vergreifen. Das Resultat ist, dass eine Crash-Diät uns schwächt, aber die Fettpolster noch erhalten bleiben.

Ein weiterer negativer Effekt kommt aus einer Kombination aus natürlichen Fakten. Das Fett ist die energiereichste Zelle überhaupt. Ein Kilogramm Fett enthält 7000 kcal. Wer also tatsächlich Fett verlieren möchte, muss die Kalorienzufuhr entsprechend stark herunterschrauben. Wenn ihr in eurem Körper jeden Tag 2000 kcal verbraucht, dafür aber 800 kcal zuführt, dann habt ihr ein Defizit von 1200 kcal. Nach 6 Tagen ist das dann gerade einmal ein einziges Kilo an Fett. Doch leider funktioniert diese Rechnung nicht.

Einen sehr großen Anteil an unserem täglichen Energieverbrauch hat unser Stoffwechsel. Eine Crash-Diät versucht nun, die Kalorienzufuhr drastisch zu reduzieren. Dabei werden regelmäßig Zahlen im Bereich von 500 bis 800 kcal verwendet. Leider aber ist unser Körper viel zu clever. Er erkennt nämlich, dass bei einer so geringen Zufuhr eine Hungersnot besteht. Das bedeutet, dass er sich herunterfährt, um Energie zu sparen. Das macht auch dahingehend Sinn, dass eine geringe Nahrungszufuhr auch keinen großen Stoffwechsel bedarf. Das Resultat ist jedoch, dass unser täglicher Kalorienverbrauch dadurch glatt einbricht. Er beträgt dann nur noch 1200 kcal oder sogar weniger. Das macht es noch schwerer, einen Abnehmerfolg zu erreichen.

Leider ist das auch noch immer noch nicht alles. Im Gegensatz zum Heilfasten führen wir unserem Körper noch immer Nahrung zu. Das bedeutet, dass er den Stoffwechsel nicht ganz abschaltet. Erinnert euch, beim Heilfasten entfällt das Hungergefühl nach zwei Tagen. Bei der Crash-Diät jedoch geschieht dies dank der täglichen Nahrungszufuhr nicht. Macht ihr also eine solche Diät seid ihr immer hungrig und das verlangt dann eine Menge Disziplin, um die Diät nicht einfach abzubrechen.

Neben diesen schon scherwiegenden Nachteilen bringt eine Crash-Diät auch noch eine sehr einseitige Ernährung. Das ist alles andere als gesund. Außerdem bedeutet eine solche einseitige Ernährung auch immer noch, dass sich ein starker Mundgeruch entwickelt. Darüber hinaus verlieren wir sehr viel Wassergewicht. Wir denken dann, wir haben viele Kilos verloren, doch sobald wir wieder normal essen, sind die Wasserkilos wieder zurück.

Eine Crash-Diät ist also für uns keine gute Idee. Wir tun unserem Körper damit nichts Gutes, während wir zugleich nur einen Jo-Jo Effekt heraufbeschwören, der uns auf lange Sicht nur noch mehr Fett beschert. Lasst uns also damit aufhören!

2.2.2 Das Heilfasten

Das Heilfasten ist an sich eine gute Idee. Wir bewegen uns damit im natürlichen Rahmen dessen, was unser Körper einfach von seiner Umwelt erwartet. Weiterhin ist das Heilfasten sehr gesund. Wir entgiften uns damit und unser Körper kann sich regenerieren.

Gegenüber der Crash-Diät hat das Heilfasten gewichtige Vorteile. So hat die Crash-Diät einfach nur eine einseitige Ernährung aufzuweisen, während beim Heilfasten ganz auf feste Nahrung verzichtet wird. In eurem Körper ist dieser kleine Unterschied mit gewaltigen Auswirkungen behaftet.

Die einseitige Ernährung einer Crash-Diät ist ungesund. Sie führt dem Körper weiterhin Giftstoffe zu. Zugleich enthält sie ihm jedoch all die Stoffe vor, die er zur Reparatur von Schäden benötigt. Sie hält also den Druck auf den Körper aufrecht und gibt ihm keine Chance, sich zu entgiften. Dabei erlaubt sie auch nicht das komplette Abschalten des Stoffwechsels.

Das Heilfasten erlaubt es, den Stoffwechsel komplett herunterzufahren. Der Körper kann sich so von den angesammelten Giften befreien und wird gesünder. Dabei verliert er als Nebenprodukt an Gewicht. Ich weiß, der Gewichtsverlust ist für die meisten von euch der Hauptpunkt, doch beim Heilfasten steht mehr die Heilung im Vordergrund, daher auch der Name „Heilfasten“.

Ein weiterer Vorteil des Heilfastens und des Abschaltens des Stoffwechsels ist das Ausbleiben des Hungers. Für die ersten zwei Tage braucht ihr viel Disziplin, das stimmt. Dann aber verschwindet das Hungergefühl und ihr könnt das Fasten sehr viel leichter durchstehen.

Das Ausbleiben der Nahrung erlaubt noch eine weitere Regeneration. Nicht nur kann sich der Körper an sich reinigen und entgiften und anschließend heilen, auch ihr selbst werdet noch einen Effekt bemerken, an den ihr nie geglaubt habt. Heutzutage haben wir nämlich aufgrund unserer Nahrungsmittelindustrie ein doppelt verzerrtes Bild von Nahrungsmitteln.

Die erste Verzerrung besteht im Geschmack. Unsere Geschmacksknospen werden von künstlichen Aromastoffen in den behandelten Nahrungsmitteln regelrecht bombardiert. Dagegen hat kein natürlicher Geschmack mehr eine Chance. Durch das Heilfasten von Nahrung entwöhnt, können sich auch die Geschmacksknospen wieder normalisieren und ein normales Geschmacksempfinden, wie es eben der Natur entspricht, zurückgewinnen. Dann erfreuen wir uns an einer echten Erdbeere mehr, als an dem künstlich aufgepeppten Erdbeereis.

Die zweite Verzerrung besteht in unserem Appetit. Da wir ständig in der Lage sind, auf Nahrung zuzugreifen, empfinden wir tatsächlich keinen echten Hunger mehr. Was wir verspüren und für Hunger halten, das ist einfach nur ein gesteigerter Appetit. Mit dem Heilfasten werden wir auch dahingehend entwöhnt und lernen wieder, zu erkennen, was echter Hunger ist. Wir können dann auch nach dem Heilfasten wieder natürlicher essen, anstatt uns ständig vollzustopfen.

Nun hat das Heilfasten viele Vorteile, leider aber verfügt es auch über Nachteile. Ähnlich einer Crash-Diät, so vergreift sich der Körper auch beim Heilfasten zuerst an den Muskeln, bevor er Fettmasse abbaut. Darüber hinaus verlieren wir viel Wassergewicht. Das bedeutet, wir sehen einen Erfolg, der einfach nicht da ist.

Auch das Heilfasten, kann einen Jo-Jo Effekt produzieren. Es unterscheidet sich nicht so sehr von der Crash-Diät, wenn es um das Anlegen von überlebenswichtigen Vorräten geht. Der Körper erkennt das Fasten als Hungersnot und wird sich nach dem Ende des Fastens nur noch mehr auf die nächste Hungersnot vorbereiten wollen. Er wird also tatsächlich versuchen, seine Fettpolster aufzustocken, sobald er eine Möglichkeit dafür bekommt.

Ein weiterer Nachteil ist, dass das Heilfasten ebenfalls nur für eine bestimmte Zeitdauer angewendet werden kann. Niemand überlebt lange, ohne feste Nahrung zu sich zu nehmen. Daher kann man ein solches Fasten nur für eine oder zwei Wochen durchhalten, bevor man wieder in seine alltägliche Ernährung einsteigt. Natürlich kann man jedoch das Heilfasten als einen Übergang in eine gesündere Ernährung nutzen, dennoch aber ist es zeitlich eng begrenzt und erfordert danach, dass noch weitere Maßnahmen ergriffen werden, damit kein Rückfall vorkommt.

Das Heilfasten ist für uns also nicht unbedingt zu empfehlen, es sei denn, ihr nutzt es, um euren Geschmack und euren Appetit zu normalisieren. Dazu kommt noch die heilende Wirkung und dann bildet es den Einstieg in das Intervallfasten.

2.2.3 Das Basenfasten

Das Basenfasten ist eine besondere Art des Fastens. Der Ausgangspunkt ist, dass wir uns heute mit unserer Nahrung übersäuern. Das liegt zum einen an der industriellen Nahrungsbearbeitung und zum anderen einfach daran, dass wir zu den falschen Nahrungsmitteln greifen.

Für den Körper sind die Folgen des Übersäuerns dramatisch, doch sie treten erst sehr viel später auf. Als Erstes versucht er, die Säure auszuscheiden. Dies gelingt jedoch nicht vollständig. Was noch im Körper bleibt, versucht er dann, zu neutralisieren. Dies geschieht mit einer Base. Diese findet er in den Mineralien im Knochen und im Zahnschmelz. Er löst sie heraus und sie bilden dann ein basisches Milieu im Blut. Das neutralisiert dann die Säure, aber es reicht noch immer nicht aus.

Soweit sind die Effekte der Säure schon schlimm genug, denn der Körper baut Knochen und Zähne ab. Es kommt aber noch schlimmer. Was der Körper als Säure nicht neutralisieren kann, das legt er einer Mülldeponie gleich im Körper ab, und zwar dort, wo es wenig Schaden anrichten kann. Das ist im Bindegewebe und im Haarboden. Stellt euch nun die Folgen davon vor:

Im Bindegewebe sorgt die Säure dafür, dass es seine Elastizität verliert. Was geschieht dann? Wir bekommen Orangenhaut. Damit aber nicht genug. Unsere Haut verliert an Glanz und wirkt alt. Auch greift dies indirekt unsere Nägel an. Sie werden rissig und brechen leicht.

Im Haarboden greift die Säure die Haarwurzeln an. Wenn uns die Haare dann nicht ausfallen, werden sie zumindest schlaff und fahl. Sie haben also weder Glanz noch Volumen zu bieten.

Na Mädels, ist das schon schlimm genug? Nein? Gut, es kommt noch mehr. Die Säure wird überall abgelegt, was zu einer allgemeinen Vergiftung des Körpers führt. Dies fördert Entzündungen und schwächt das Immunsystem.

Das Basenfasten greift nun in dieses Geschehen ein, indem dem Körper für eine bestimmte Zeit, normalerweise ein bis sechs Wochen, stark basische Nahrung serviert wird. Das Resultat ist, dass der Körper nun die Säuren im Körper neutralisieren kann. Am Ende sind wir gereinigt, fühlen uns besser und können uns wieder regenerieren. Unsere Haut, Haare und Nägel glänzen wieder und wir sind glücklich.

Das Basenfasten hat jedoch auch seine Nachteile. Da es noch immer wie Frauen sind, die überwiegend kochen, müssen wir lernen, neue Gerichte und bekannte Gerichte anders zuzubereiten. Wir verbrauchen mehr Zeit beim Einkauf und in der Küche. Dazu kommt, dass diese Ernährung auch nicht für eine dauerhafte Anwendung geeignet ist und der Gewichtsverlust auch hier nur einen Nebeneffekt darstellt.

2.2.4 Die Wirkung des Intervallfastens

Das Intervallfasten kombiniert nun die Vorteile der Crash-Diät, des Heilfastens und des Basenfastens und es vermeidet dessen Nachteile. Wie bei der Crash-Diät, so wird auch beim Intervallfasten die Kalorienzufuhr reduziert, doch dies geschieht nicht so übertrieben stark. Das Resultat ist, dass der Stoffwechsel nicht radikal herunterfährt. Wir erhalten also unseren Energieverbrauch in unserem Körper, so dass wir ein Energiedefizit aufbauen. Dieses Defizit wird über die Fettpolster ausgeglichen und diese schmelzen langsam, aber stetig, dahin.

Der Hauptnachteil der Crash-Diät ist der Jo-Jo Effekt. Da wir aber das Intervallfasten nicht als eine vorübergehende, sondern als eine dauerhafte Ernährung betreiben, bleibt genau dieser Effekt aus. Wir kehren nicht zu einer alten Ernährung zurück, wir erhalten diese in Wahrheit aufrecht, dies aber in einer reduzierten Form. So erhält unser Körper einfach keine Chance, die Fettpolster wiederaufzubauen.

Weiterhin ist die Ernährung während einer Crash-Diät ungesund, denn sie ist sehr einseitig. Während des Intervallfastens jedoch könnt ihr euch genau wie bisher mit dem versorgen, was ihr wollt und euer Körper braucht. Die Ernährung ist also gesund.

Während der Crash-Diät habt ihr ein ständiges und starkes Hungergefühl. Ihr braucht also viel Disziplin. Während des Intervallfastens wird dieses Hungergefühl jedoch bald verschwinden und es gibt einfache Methoden, damit umzugehen. Die Chance auf ein Abbrechen der Ernährung ist damit also gering.

Das Heilfasten bringt den Vorteil, dass sich der Körper reinigen und regenerieren kann. Auch beim Intervallfasten gibt man dem Körper in den Fastenzeiten immer wieder die Chance, sich zu reinigen und zu regenerieren. Die Wirkung ist zwar nicht so stark innerhalb eines kurzen Zeitraumes, dafür aber ist sie langanhaltend und erreicht damit über die Jahre hinweg mehr.

Wie beim Heilfasten lernt ihr auch beim Intervallfasten mit der Zeit euren Körper wieder richtig kennen. Ihr werdet in der Lage sein, zwischen einem einfachen Appetit und einem echten Hunger zu unterscheiden. Das bedeutet, ihr könnt unbelastet die Menge der gegessenen Nahrung reduzieren.

Das Basenfasten schwemmt die Säure aus dem Körper. Auch das Intervallfasten vermag dies, wenn auch langsamer. Dies geschieht einfach damit, dass ihr weiterhin Wasser und Tee trinkt, wenn ihr fastet. Dank des Fastens führt ihr keine neue Nahrung zu, dank des getrunkenen Wassers und Tees schafft ihr ein neutrales Milieu in eurem Körper, welches ihm erlaubt, die gespeicherte Säure nach und nach zu lösen und über den Urin auszuscheiden.

Ihr vermeidet den Nachteil des Basenfastens, dass ihr mehr Zeit beim Einkauf und in der Küche verbringt. Ihr braucht nämlich keine anderen Nahrungsmittel einzukaufen oder zuzubereiten. Ihr macht weiter, wie bisher. Da ihr aber dank der Fastenzeiten weniger Mahlzeiten esst, braucht ihr auch nur weniger einzukaufen und zuzubereiten.

2.3 Die Vorteile des Intervallfastens für die Frau

Das Intervallfasten verbindet in unserem Körper die positiven Wirkungen der Diäten, des Heil- und Basenfastens, ohne zugleich deren negative Seiten zu übernehmen. Darüber hinaus bietet uns das Intervallfasten noch eine Menge Vorteile, die ganz speziell uns Frauen betreffen. Schauen wir sie uns einfach einmal im Detail an.

2.3.1 Die Mahlzeiten

Gerade wir Frauen sind von jeder Art Nahrungsumstellung betroffen, da es oft immer noch wir sind, die in der Küche arbeiten. Sobald wir also etwas anderes essen wollen oder eine Diät durchführen, liegt die Last der Umstellung bei uns.

Das Intervallfasten gestattet es uns, unser Essen wie gewohnt einzukaufen und zuzubereiten. Ihr mögt gern Suppen, gut, esst eure Suppen weiter. Ihr liebt Grillgemüse, dann her damit. Euch liegt ein ordentliches Steak, ihr braucht euch nicht zu bremsen.

All das, was ihr bisher esst, das esst ihr weiter. Die Umstellung verlangt auch nicht, dass ihr gleich beginnt, die Menge der Nahrung, die ihr zubereitet, zu reduzieren. Das kommt mit der Zeit von allein. Ihr kocht also alles, wie gehabt. Dafür aber lässt ihr nur eine Mahlzeit ausfallen, doch das erkläre ich euch später. Das aber bedeutet, ihr kauft weniger ein und steht seltener am Herd.

2.3.2 Ein besseres Wohlgefühl

Das Intervallfasten bringt das Gift aus dem Körper, langsam und stetig. Ihr werdet euch bald besser und stärker fühlen. Damit könnt ihr wieder mehr unternehmen und das Leben genießen. Auch arbeiten eure Organe besser, was euch tatsächlich mehr Kraft verleiht und es euch ermöglicht, mehr zu leisten.

2.3.3 Reinere und straffere Haut

Hier kommt ein echter Vorteil für uns Frauen. Wir wollen eine straffe, gesunde Haut, ohne Falten, die einfach jung aussieht. Das Intervallfasten schafft die Säure aus dem Körper. Das Bindegewebe wird wieder straffer und flexibler.

Das strafft eure Haut und lässt sie glänzen, wodurch sie gleich sehr viel jünger aussieht und auch die Falten werden wieder weniger. Die Säure sorgt auch oft dafür, dass eure Haut erkrankt. So sind Schuppen und Flechten oftmals eine Folge der Säure. Diese schafft ein willkommenes Milieu für Pilze und Bakterien, die dann zu einer Infektion führen, welche zur Schuppen- und Flechtenbildung führen.

Das Intervallfasten erlaubt es nun dem Körper, die Säure hinaus zu transportieren. Das Milieu auf der Haut ändert sich. Der natürliche Schutzfilm kann sich regenerieren. Die Pilze und Bakterien finden dann keinen guten Platz zum Leben, dafür aber eine verstärkte Abwehr vor. Das bedeutet, die Schuppen und Flechten verschwinden. Ebenso verabschieden sich Ekzeme und Pickel.

2.3.4 Jungbrunnen für Nägel und Haare

Die Säure greift auch die Nägel und die Haare an. Sobald sie den Körper wieder verlässt, können sich diese regenerieren. Eure Nägel werden schön fest und glänzend, während Eure Haare an Volumen und auch an Glanz gewinnen. Das Intervallfasten wirkt also insgesamt wie eine Verjüngung auf euren Körper. Ihr werdet sehen, mit der Zeit könnt ihr so 10 oder sogar mehr Jahre abschütteln.

2.3.5 Das Fett am Bauch verschwinden lassen

Das Intervallfasten gibt dem Körper nicht genügend Energie. Er muss sich aus dem Fett ernähren und wird es angreifen. Langsam und stetig werdet ihr so eure Fettpolster überall in eurem Körper aufbrauchen. Das gilt natürlich auch für das Fett am Bauch. Leider könnt ihr nicht gezielt und ausschließlich am Bauch abnehmen. Wo ihr zuerst abnehmt bzw. wo sich eure Fettreserven am längsten halten, ist genetisch bedingt.

Grundsätzlich kann man aber sagen: Wo sich Fett angelagert hat, wird dieses auch wieder verschwinden. Erwartet kein Wunder. Ihr werdet nicht 5 Kilo am Tag oder die Woche abnehmen, sondern es geht hier um ein bis drei Kilo im Monat. Da dies aber stetig erfolgt und ein Jahr 12 Monate hat, könnt ihr euch leicht ausrechnen, wann ihr eurer Wunschgewicht erreicht haben werdet.

2.3.6 Besser gelaunt durch Fasten

Mädels, ihr wisst es und ich weiß es, das Essen bestimmt auch unsere Stimmung. Das Essen soll uns Energie liefern, aber nur allzu oft drückt es auch auf unser Gemüt.

Es belastet unseren Körper und damit unseren Geist, es wirkt sich aber auch direkt auf unsere Stimmung aus. Wenn ihr nun eine Pause einlegt, dann werdet ihr euch bald unbeschwerter fühlen und wieder fröhlicher sein. Nicht zuletzt entlastet das Intervallfasten auch eure Verdauung, wodurch euch selbst mehr Energie zur Verfügung steht. Mehr Energie bedeutet ein besseres Wohlgefühl und eine bessere Stimmung.

2.3.7 Träumt schön - besserer Schlaf

Wer zu viel isst, sorgt dafür, dass der Körper nachts nicht zur Ruhe kommt. Die Folge ist ein unruhiger Schlaf, dem die so wichtige Tiefschlafphase fehlt. Ihr könnt euch nicht entspannen und fühlt euch nicht ausgeruht.

Mit dem Intervallfasten gehört dies aber der Vergangenheit an. Weniger Essen bedeutet, dass der sich euer Körper leichter abschalten kann und ihr einen tieferen Schlaf bekommt. Wohlausgeruht könnt ihr euch dann am nächsten Morgen in das Leben stürzen.

2.4 Was ist zu beachten? - Wichtige Hinweise zum verantwortungsvollen Fasten

Das Intervallfasten wechselt eine Phase des Essens mit einer Phase des Fastens ab. Das hat verschiedene Vorteile, welche ich bereits in den vorherigen Kapiteln angesprochen habe. Es gibt aber auch ein paar Dinge, die ihr dabei beachten solltet.

Der positive Erfolg des Heilfastens hängt sehr stark von einer ausreichenden Flüssigkeitszufuhr ab. Seien wir einmal ehrlich mit uns selbst, wer von uns Mädels trinkt eigentlich ausreichend? Wahrscheinlich fast niemand und das liegt an uns Frauen selbst. Wir entsagen uns die wichtigste Methode, unseren Körper zu entgiften, weil wir gelernt haben, uns immer zurückzuhalten. Schütteln wir diese falsche Zurückhaltung einfach einmal ab und schon können wir uns heilen.

Für das Trinken gilt, dass es am besten ist, Wasser zu sich zu nehmen. Tee ist auch gut, doch er sollte ungesüßt getrunken werden. Kaffee ist ebenfalls möglich, doch damit solltet ihr es nicht übertreiben, und wenn ihr ihn trinkt, tut dies bitte ohne Zucker und ohne Milch.

In unserem Körper sorgt die Flüssigkeit dann gleich mehrfach für Wohlbefinden. Als Erstes kann unser Körper so genug Blut produzieren. Dünnes Blut bedeutet, dass unsere Organe und unsere Haut besser versorgt werden. Auch dies schafft ein besseres Hautbild und es bekämpft Krankheiten und Entzündungen.

Für das Trinken gilt als Faustregel, dass wir drei Liter am Tag benötigen. Davon trinken wir zwei Liter und nehmen einen weiteren Liter über das Essen zu uns. Das ist aber nicht wirklich ausreichend. Warum? Weil wir uns auch gleich noch entgiften wollen und wir auch eine Periode haben. Dieser Flüssigkeitsverlust muss auch ausgeglichen werden. Das bedeutet, wir sollten gut und gerne drei bis vier Liter am Tag trinken und dazu kommt dann noch das Wasser in dem Essen.

Ihr braucht euch dabei keine Sorgen zu machen, es gibt fast kein zu viel für das Trinken. Solltet ihr nämlich tatsächlich zu viel Flüssigkeiten zu euch nehmen, dann wird alles, was zu viel ist, einfach ausgeschieden. Und, das ist jetzt sehr wichtig, jedes Mal, welches ihr für das kleine Geschäft auf die Toilette geht, verabschiedet sich auch immer etwas Gift aus eurem Körper. Daher gilt, trinkt viel und lasst das Gift verschwinden.

Nun ist es für einige Frauen nicht leicht, mit der Gewohnheit zu brechen. Wenn ihr also tatsächlich Schwierigkeiten habt, ausreichend zu trinken, gießt euch immer etwas in eine Tasse oder ein Glas und greift immer wieder zu und trinkt einen Schluck. Das wird bald zu einer Gewohnheit und ihr werdet euch viel wohler fühlen.

Für das Essen gilt, dass ihr am Anfang einfach weiter esst, wie bisher. Das bedeutet aber auch, nicht mehr zu essen. Sagt euch nicht, dass ihr die Fastenzeit ausgleichen wollt, nein, das ist falsch. Ihr wollt ein Kaloriendefizit. Daher: Esst zu den Mahlzeiten jeweils genau das Gleiche wie vorher. Dann, wenn ihr die ersten Auswirkungen verspürt, könnt ihr die Mahlzeiten kleiner gestalten. Dabei sollten sie nicht viel kleiner werden, sondern immer nur Schritt für Schritt ein wenig weniger Umfang bekommen.

Weiterhin solltet ihr darauf achten, dass ihr ausreichend Energie bekommt. Ich weiß, die eine oder andere von euch möchte jetzt besonders schnell an Gewicht verlieren und verbindet das Intervallfasten mit einer Diät. Das ist jedoch grundfalsch. Ihr wollt euch gut fühlen und das bedeutet, ihr braucht ausreichend Energie. Daher esst einfach normal, wenn ihr esst, und verliert Gewicht, wenn ihr fastet.

Das Essen sollte mit der Zeit ausgewogen werden. Das bedeutet nicht, auf das geliebte Steak, den Hamburger oder die Pizza zu verzichten, sondern diese mit genug anderen Sachen zu verzieren. Dann bekommt ihr auch all die Dinge, die euer Körper benötigt, dass bedeutet, ihr erhaltet ausreichend Proteine, gesunde Fettsäuren, Mineralien, Spurenelemente, Ballaststoffe und Vitamine. Ihr braucht daraus keine große Wissenschaft zu machen, sondern nur ausreichend Gemüse und von allem etwas zu essen. Wann immer ihr den Wunsch verspürt, mal ganz besonders gesund zu dinieren, dann bringt ihr einfach einen Fisch auf den Teller. Fische enthalten so gut wie alles an wertvollen Nahrungsbestandteilen, die unser Körper so braucht.

Ganz wichtig!: Wir als Frauen sollten auch ein wenig auf unsere Hormone hören. Das bedeutet, dass wir die Regeln des Intervallfastens manchmal ein wenig beugen müssen und auch mal eine Stunde weniger als angegeben fasten. Dies dient dem Schutz deiner Periode bzw. der Stabilisierung deines Hormonhaushalts in der Menopause.

Achtet hierbei auf ausreichend Fettsäuren, vor allem Omega 3 zur Regulation des Hormonhaushalts. Außerdem auf genügend Eisen, zum Beispiel aus unverarbeitetem roten Fleisch, um die Eisenverluste durch die Regelblutung auszugleichen.

Das Letzte was wir wollen, ist eine Amenorrhö zu forcieren - der Verlust deiner Regel. Ein Szenario, das vor allem bei modernen Crashdiäten und X-Wochen Programmen gang und gäbe ist und dramatische Folgen für unsere Gesundheit als Frauen hat.

Dabei sollten wir nur eine Kardinalregel nicht vergessen. Wir essen an den Mahlzeiten nicht mehr als vorher. Das heißt, wir gleichen die Fastenzeiten nicht aus, indem wir während der Essenszeit mehr essen.

2.5 Die verschiedenen Formen des Intervallfastens

Das Intervallfasten ist als Ernährungsart im Grunde genommen sehr simpel. Ihr habt ein Intervall mit Essen und ein Intervall mit Fasten. Im Grunde genommen betreiben wir dies ohnehin schon täglich, wenn wir nur zu den Mahlzeiten essen, aber nicht zwischendurch. Natürlich aber ist es nicht ganz so einfach.

Der Magen und der Darm müssen sich entleeren, damit das Intervallfasten tatsächlich eine gesundheitliche Wirkung erzeugen kann und wirklich als Fasten gelten soll. Das bedeutet, die Zeit ohne Essen muss lang genug sein, damit der Magen und der Darm die letzte Mahlzeit verarbeiten und anschließend herunterfahren können. Dann erst setzt die Selbstreinigung und -heilung ein.

Die Mindestzeit, die für das Fasten, also die Periode ohne Essen, vergehen muss, ist 12 bis 14 Stunden. Das ist je nach Person unterschiedlich. Daraus ergeben sich verschiedene Formen des Intervallfastens, die ihr für euch individuell auswählen könnt. Dabei solltet ihr immer auf euren Körper hören und auch ein bisschen experimentieren, damit ihr wirklich genau die Form findet, die zu eurem individuellen Körpergefühl passt.

Insgesamt gibt es zwei Formen des Intervallfastens, die für eine längere Anwendung geeignet sind. Dazu kommt noch eine extreme Variante für ein besonders schnelles Abnehmen, die aber nur für eine begrenzte Zeit zu empfehlen ist. Darüber hinaus lassen sich die verschiedenen Formen auch noch abwandeln und kombinieren. Am Ende gehen einige Anwender sogar noch weiter und kreieren ihre eigene, sehr persönlich und sehr extreme Art. Letzteres ist Anfängern nicht zu empfehlen, doch wenn ihr bereits Erfahrung gesammelt habt und der Meinung seid, dass euer Körper dies vertragen kann, könnt ihr versuchen, schrittweise dazu überzugehen.

2.5.1 Die 16 zu 8 Methode

Das Intervallfasten in der Form des 16 zu 8 ist eine der beiden Grundformen und wird neben der anderen Grundform daher auch am häufigsten angewendet. Die beiden Zahlen 16 und 8 bezeichnen dabei die Fasten- und die Essensperiode. Das bedeutet, wenn ihr diese Form anwendet, dann esst ihr für 8 Stunden pro Tag und ihr fastet für 16 Stunden.

Die Zeiten, 16 zu 8, sollten grob eingehalten werden. Dabei kommt es nicht auf jede einzelne Sekunde an und die Eine oder Andere von euch wird damit ihre Schwierigkeiten haben. Besonders wenn ihr eure Tage habt, kann es schwer sein, wirklich 16 Stunden zu fasten. Daher kann diese Methode auch zu einem 14 zu 10 abgewandelt werden, also 14 Stunden fasten in Abwechslung mit 10 Stunden essen.

Für die Anwendung des 16 zu 8 spricht, dass ihr hier jeden Tag genug Nahrung aufnehmen werdet. Es ist nicht so, dass ihr tatsächlich lange hungert, denn die Fastenperiode lässt sich auch im Schlaf absolvieren. Das bedeutet, ihr müsst im Grunde genommen auf nur eine Mahlzeit am Tag verzichten.

Da ihr jeden Tag etwas essen könnt, wird es gerade am Anfang auch leichter sein, das Fasten durchzuhalten. Ihr könnt euch immer auf die nächste Mahlzeit freuen. Mit der Zeit wird euch dieses Fasten in Fleisch und Blut übergehen und ihr werdet von ganz allein die Fastenzeit überstehen.

Einen guten Tipp habe ich noch für euch. Das richtige Essen beinhaltet auch eher fettreiche Nahrung oder Eier als letzte Mahlzeit vor dem Fasten. Wenn ihr etwas Süßes esst, dann wird die Nahrung schnell in Glukose umgewandelt. In eurem Körper bedeutet dies, dass der Blutzuckerspiegel schnell ansteigt. Daraufhin schüttet euer Körper Insulin aus und der Blutzuckerspiegel sinkt wieder, aber er wird auch unter seinen normalen Wert fallen und dann habt ihr ganz schnell wieder einen erneuten Heißhunger auf Süßes.

Esst ihr am Ende dagegen etwas Fettiges oder Eier, dann brauchen euer Magen und euer Darm länger für die Verdauung. Damit habt ihr lange das Gefühl, satt zu sein. Dann habt ihr keinen Hunger mehr und könnt die Fastenzeit ganz leicht überstehen.

Wie ihr die Stunden des Fastens legt, das ist ganz euch überlassen, nur müssen es 16 Stunden an einem Stück sein. Es gibt da mehrere denkbare Varianten. Nehmen wir an, ihr lasst das Frühstück ausfallen. Dann ist eure erste Mahlzeit des Tages euer Mittagessen und ihr nehmt es 12 Uhr mittags ein. Dann esst ihr etwas Kleineres zum Kaffeetrinken, also zwischen 15 und 16 Uhr und dann gibt es noch das Abendessen.

Das Abendessen serviert ihr 19.30 Uhr, damit ihr bis 20 Uhr damit fertig sein. Esst Eier oder etwas Gebratenes und zwei Stunden später, könnt ihr euch ins Bett legen und schlafen. Am Morgen steht ihr auf, trinkt vielleicht einen Kaffee, in jedem Fall jedoch viel Wasser und Tee und geht dann zur Arbeit. Ihr solltet nur eine Tasse Kaffee trinken, denn wenn ihr mehr trinkt, regt ihr euren Körper zu sehr an und dann verlangt er bald nach Nahrung.

Ihr werdet feststellen, dass ihr am Morgen viel Energie habt und eigentlich gar kein Verlangen nach Essen verspürt. Dann, ehe ihr es euch verseht, ist es auch schon Mittag und ihr könnt euer Mittagessen verputzen. Dann gratuliert ihr euch gleich noch, denn ihr habt soeben 16 Stunden Fasten überstanden.

Wer lieber am Morgen etwas essen möchte, kann seine Zeiten auch anders legen. So könnt ihr mit dem Fasten 15 Uhr beginnen und dann am Morgen um 7 Uhr damit aufhören und den Tag mit einem Frühstück beginnen. Nach dem Frühstück gibt es dann ein Mittagessen um 12 Uhr und dann habt ihr die Wahl. Ihr könnt das Kaffeetrinken mit einem Ei erweitern oder ihr könnt es ganz ausfallen lassen und dafür lieber das Abendessen vorziehen. So oder so, ihr solltet die letzte Mahlzeit spätestens 14.30 Uhr beginnen und 15 Uhr beenden. Dann erfolgt das Fasten bis zum Frühstück.

Wie gesagt, die Zeiten sind nicht in Stein gemeißelt und es steht euch frei, komplett eure eigenen Regeln zu machen. So könnt ihr auch 16 Uhr oder 22 Uhr mit dem Fasten beginnen und dann entsprechend später aufhören. Wichtig ist nur, dass ihr mindestens 14 Stunden, besser jedoch 16, fastet und sobald ihr eure Lieblingszeit gefunden habt, diese nicht ständig variiert. Indem ihr nämlich einen festen Rhythmus beibehaltet, erlaubt ihr es eurem Körper, sich daran zu gewöhnen, so dass ihr bald von ganz allein keinen Hunger mehr habt.

Während der Fastenzeit müsst ihr aber immer darauf achten, ausreichend zu trinken, damit das Fasten Erfolg haben kann. Ihr solltet dabei auf jeden Fall Alkohol, Süßgetränke und Ähnliches vermeiden. Haltet euch an ungesüßten Tee und Wasser und eine Tasse Kaffee. Dann werdet ihr bald merken, wie es euch viel besser geht.

Nun kann es geschehen, dass es der Einen oder Anderen ein wenig schwerfällt, sofort in diese Methode des Fastens einzusteigen. Hier ist es möglich, den Körper langsam an das Intervallfasten zu gewöhnen. In einem solchen Fall solltet ihr euch als Erstes entscheiden, welche Zeiten ihr für das Fasten und welche für das Zeiten ihr für das Essen auswählen wollt. Sagen wir, ihr wollt von 20 Uhr abends bis 12 Uhr mittags fasten.

In diesem Fall beginnt ihr damit, dass Frühstück immer ein wenig später einzunehmen. Esst ihr normalerweise um 7 Uhr, dann verschiebt ihr es auf 7.30 Uhr. Gleichzeitig verlegt ihr das Mittagessen ein wenig vor. So bringt ihr die beiden Mahlzeiten einander immer näher, bis er sie miteinander vereint. Dann lasst ihr das Mittagessen langsam zu seiner normalen Zeit zurückkehren und voilà, ihr seid nun in eurem 16 zu 8 Rhythmus.

Noch ein kleiner persönlicher Zusatz. Ich betreibe genau diese Form des Fastens nun schon seit fast sieben Jahren. Damals bin ich durch eine englische Website auf das Thema Intervallfasten gestoßen. Ich habe im Laufe der Jahre auch die anderen Fastenrhythmen ausprobiert, bin aber immer wieder zum 16 zu 8 Fasten zurückgekehrt. Vor allem mit einer Familie ist diese Form im Alltag für mich am praktikabelsten.

Ich esse meine erste Mahlzeit, meist ein großes Müsli mit Obst, Haferflocken, Leinsamen, Nüssen und etwas Whey-Proteinpulver gegen 12/13 Uhr auf Arbeit. Wenn ich nach Hause komme, folgt dann ein größerer Snack.

Abendessen gibt es bei uns gegen 19/20 Uhr. Diese wichtige gemeinsame Zeit mit meinem Mann und den Kindern genieße ich immer ganz besonders. Beim Essen achten mein Mann, der auch intervallfastet, und ich auf eine gut sättigende Mahlzeit mit einem hohen Eiweißgehalt. So ist die Fastenphase bis zum Mittagessen am nächsten Tag kein Problem.

Meine Kinder fasten übrigens nicht. Da sie sich noch im Wachstum und der Entwicklung befinden, kann der Körper den stetigen Strom von Nährstoffen gut gebrauchen. Wenn sie älter werden, werde ich es ihnen aber selber überlassen, ob sie sich unserem Intervallfastenrhythmus anschließen wollen.

2.5.2 Die 5 zu 2 Methode

Die andere Hauptform des Intervallfastens ist das 5 zu 2. Dies ist jedoch ein wenig anders und die Zahlen stehen nicht für Stunden und es ist zum Glück die kleinere Zahl, die das Fasten repräsentiert.

5 plus 2 ergibt 7, was genau der Anzahl der Tage in einer Woche entspricht und darauf ist das Fasten auch ausgelegt. Mit der 5 zu 2 Variante esst ihr 5 Tage die Woche normal und ihr fastet nur 2 Tage innerhalb einer Woche. Dabei ist jedoch auf einiges zu achten, damit nichts schiefgeht.

Als Erstes dürft ihr die 2 Tage des Fastens nicht zusammenlegen. Das bedeutet, es gibt kein Fasten am Montag und Dienstag. Plant es immer so, dass zwischen zwei Fastentagen wenigstens ein Esstag, besser aber 2, liegen. So könnt ihr zum Beispiel am Dienstag und am Freitag fasten oder ihr nehmt den Montag und den Donnerstag als Fastentage.

An den normalen Tagen, also wenn ihr nicht fastet, esst ihr einfach so wie immer. Das bedeutet, ihr esst die Gerichte, die euch gefallen und nicht mehr und nicht weniger als sonst auch.

Übrigens werdet ihr mit der Zeit feststellen, dass eurer Magen von ganz allein kleiner wird und dann fallen die Portionen auch an den normalen Tagen schrittweise immer kleiner aus.

An jedem Tag, das bedeutet, sowohl den Tagen des Essens als auch des Fastens solltet ihr darauf achten, viel zu trinken. Vergesst nicht, dass es das Wasser ist, welches die Gifte aus eurem Körper spült. Je mehr ihr trinkt, desto schneller reinigt ihr euch. Ähnlich wie bei der 16 zu 8 Methode gilt auch hier, dass von Süßgetränken und Alkohol Abstand zu nehmen ist. Haltet auch an Wasser und ungesüßten Tee.

Die Fastentage dann sind aber auch keine Tage ganz ohne Essen, sie sind jedoch ein wenig komplizierter. An den Fastentagen könnt ihr und solltet ihr ruhig dreimal am Tag essen, doch jetzt müsst ihr Kalorienzählen. Eure Zufuhr sollte sich auf 500 bis 800 kcal beschränken. Daher empfehlen sich leichte Suppen oder Salate. Dies gilt für den gesamten Tag, beginnend mit dem Frühstück und bis zum Frühstück des nächsten Tages. Während des Fastens könnt ihr zwar über den Tag verteilt auch die eine oder andere Tasse Kaffee trinken, doch solltet ihr sie nicht gleich im Dutzend einnehmen. Warum? Wenn ihr zu viel Kaffee trinkt, verbraucht euer Körper seine Reserven zu schnell und schreit nach mehr Nahrung. Dann aber braucht ihr ganz viel Disziplin, um das Fasten nicht abzubrechen.

Wenn ihr an den anderen Tagen ganz normal und auch in der Menge wie bisher esst und an den beiden Fastentagen immer nur 800 kcal pro Tag oder weniger, dann werdet ihr über die Woche gerechnet ein Kaloriendefizit aufbauen. Zugleich kann sich euer Körper nicht wie bei einer Crash-Diät in den Sparmodus schalten. So könnt ihr also abnehmen, ohne euch zu überlasten. Auch an den Fastentagen könnt ihr dann durchhalten, weil ihr wisst, dass es morgen wieder ein paar normale Portionen gibt.

2.5.3 Die 1 zu 1 Methode

Die 1 zu 1 Methode ist die Methode des Intervallfastens, die für den größten Gewichtsverlust in der kürzesten Zeit sorgt. Sie ist jedoch nicht geeignet, um daraus eine ständige Ernährung zu machen. Ihr könnt sie nur für eine oder zwei Wochen durchhalten, bevor ihr entweder das Intervallfasten ganz beenden solltet oder auf eine der anderen Formen umschaltet.

Die 1 zu 1 Methode ist denkbar einfach. An einem Tag esst ihr normal und am nächsten Tag fastet ihr. Das Fasten ist hier aber ähnlich der 5 zu 2 Methode kein vollständiges Entsagen der festen Nahrung, sondern eine drastische Reduzierung der Kalorienzufuhr auf 800 kcal oder weniger für einen einzigen Tag.

Wer die 1 zu 1 Methode für zwei Wochen anwendet und dann nicht mit einer anderen Form des Intervallfastens weitermacht, riskiert einen Jo-Jo-Effekt wie bei einer Crash-Diät.

Außerdem ist die 1 zu 1 Methode gerade für Anfänger mitunter sehr schwer durchzuhalten. Daher ist es besser, mit einer anderen Methode, zum Beispiel dem 5 zu 2, zu beginnen, und sich dann langsam auf die 1 zu 1 Variante zu steigern.

Ist dann ein bestimmtes Wunschgewicht erreicht, wird wieder langsam auf 5 zu 2 heruntergefahren. Dann könnt ihr immer noch auf eine andere Variante umschalten.

Auch bei 1 zu 1 gilt wieder, viel zu trinken, um die Gifte aus dem Körper zu bewegen. Ebenfalls solltet ihr auf Süßgetränke und Alkohol verzichtet werden und an den Fastentagen ist es nicht ratsam, sehr viel Kaffee zu trinken.

2.5.4 Verschiedene Abwandlungen und Kombinationen

Die Zeiten, sowohl die Stunden als auch die Tage, sind nicht in Stein gemeißelt. Daher wenden einige auch verschiedene Abwandlungen und Kombinationen an. Dies beginnt zum Beispiel mit der 16 zu 8 Methode.

16 zu 8 ist zusammengenommen ein Tag. Dabei wird eine Mahlzeit, zum Beispiel das Frühstück oder das Abendessen, ausgelassen. Manche treiben diese Methode noch weiter und gehen auf eine 18 zu 6 oder 20 zu 4 Einteilung. Hier wird eine weitere Mahlzeit ausgelassen und das Fasten entweder auf 18 oder auf 20 Stunden ausgedehnt. Das hat diverse Vorteile, aber auch Nachteile.

Die Vorteile des Ausdehnens schlagen sich vor allem in der Zeit nieder. Je länger wir fasten und je weniger wir essen, desto schneller erreichen wir ein Wunschgewicht. Zugleich kann der Körper sich auch länger pro Tag reinigen, was wiederum die Entgiftung über einen Zeitraum hinweg beschleunigt. Das bedeutet, dass es bei Anwenderinnen mit Krankheiten oder einem starken Übergewicht Sinn macht, die Zeiten entsprechend zu variieren. Für die normal gebaute Frau oder die Anwenderin mit nur wenig Beschwerden oder Übergewicht jedoch nicht sinnvoll ist.

Eine andere Variante ist die Kombination der 16 zu 8 Methode mit der Variante des 5 zu 2. Das bedeutet, dass ihr euch zwei Fastentage pro Woche genehmigt. An diesen Fastentagen esst ihr die besagten 800 kcal oder weniger und zwischen zwei Fastentagen legt ihr eine Pause von einem oder zwei Esstagen. Für die Tage des Essens dann verwendet ihr die 16 zu 8 Methode. Ihr esst also nur 8 Stunden und fastet wiederum 16 Stunden. Auch dies sorgt für eine schnellere Entgiftung und eine schnellere Gewichtsabnahme. Zusammen sind beide Methoden jedoch noch immer relativ sanft, so dass sie sich auch gern länger anwenden lassen.

Problematischer wird es, wenn man die 16 zu 8 Methode zu 20 zu 4 abwandelt und das Ergebnis mit 5 zu 2 kombiniert. Das bedeutet, pro Woche legt ihr zwei Fastentage mit 800 kcal oder weniger ein und dazu kommen 5 Tage nach der 20 zu 4 Methode, also mit 4 Stunden essen und 20 Stunden fasten. Das ist dann für den Körper nicht so einfach und vor allem erfordert es sehr viel Disziplin. Eine solche Kombination sollte auch nicht lange durchgehalten werden, sondern nur dem Erreichen eines Wunschgewichtes oder einem schnellen Entgiften dienen.

2.5.5 Nur für Profis - die extremen Fastenformen

Zwei sehr extreme Formen möchte ich euch auch nicht vorenthalten, obwohl ich deren Anwendung nicht gerade empfehlen kann. Die erste Methode ist das 36 zu 12 und die zweite Methode ist die eine Mahlzeit pro Tag Variante.

Bei der Methode 36 zu 12 wechseln sich eine Fastenzeit von 36 Stunden ohne Essen mit einer Zeit von 12 Stunden mit Essen ab. Das Ganze läuft dann auf einen gesamten Zeitraum von 48 Stunden hinaus. So kannst du dann zum Beispiel am Montag um 20 Uhr mit dem Fasten beginnen. Den ganzen nächsten Tag, also Dienstag, über isst du nichts und dann einen Tag später, also am Mittwoch, beginnst du am Morgen um 8 Uhr die Essensperiode mit dem Frühstück. Du isst deine üblichen Mahlzeiten über den Tag verteilt und beendest die letzte Mahlzeit dann um 20 Uhr, woraufhin das Fasten erneut beginnt. Dieses hält den gesamten Donnerstag hindurch an und die erste Mahlzeit ist dann erneut das Frühstück, dieses Mal aber am Freitag.

Ihr könnt euch vorstellen, dass die 36 zu 12 Methode eine starke mentale als auch körperliche Herausforderung darstellt. Du kannst dich zwar auf das nächste Essen freuen, doch du hast einen sehr langen Zeitraum ohne feste Nahrung. Du kannst zwar etwas trinken, doch du wirst wahrscheinlich ständig Hunger verspüren.

Wer tatsächlich die 36 zu 12 Methode ausprobieren möchte, sollte kein Anfänger sein und nicht damit beginnen. Ihr müsst schon eine Weile nach der 16 zu 8 Methode gefastet haben und euch besser auch schon zur 20 zu 4 Methode vorgearbeitet haben. Dann habt ihr genug Disziplin und körperliche Gewöhnung entwickelt und ihr könnt den Sprung wagen. Die 36 zu 12 Methode sollte nicht der dauerhaften Anwendung dienen, sondern auf eine bestimmte Zeit, weniger als einen Monat, begrenzt werden. Damit könnt ihr eure Entgiftung fördern und euer Wunschgewicht erreichen. Danach entwöhnt ihr euch am besten wieder und schaltet dann auf die 16 zu 8 oder 5 zu 2 Methode zurück.

Mit der anderen, extremen Methode des »eine einzige Mahlzeit pro Tag« sollte ebenfalls nicht direkt begonnen werden. Auch hier empfiehlt es sich, mit 16 zu 8 zu beginnen. Das wird dann auf 18 zu 6 erweitert und dann das Fasten auf 20 Stunden mit nur 4 Stunden essen ausgedehnt.

In den 4 Stunden essen pro Tag sind dann nur noch zwei Mahlzeiten enthalten. Dies bewegt man dann langsam aufeinander zu, indem man die erste Mahlzeit schrittweise nach hinten und die zweite Mahlzeit schrittweise nach vorn verlegt. Nach ein paar Tagen können sich dann beide Mahlzeiten treffen und dann hat habt ihr es geschafft, ihr esst nur noch eine einzige Mahlzeit am Tag.

Die Vorteile der einen einzigen Mahlzeit liegen auf der Hand. Ihr habt eine Menge Freizeit, die ihr nicht auf das Essen verwenden müsst. Ihr verliert sehr schnell an Gewicht und ihr entgiftet ebenso sehr zügig. Die Nachteile sind aber auch klar zu sehen. Diese Methode ist nicht für die dauerhafte Anwendung geeignet. Sie verlangt einiges an Disziplin und kann, solltet ihr eurem Essverlangen nachgeben, dann schnell zu einem totalen Abbruch des Intervallfastens mit anschließendem Jo-Jo Effekt führen.

2.5.6 »Die beste Methode«

Die beste Methode ist die, die euch selbst am leichtesten fällt. Meine Empfehlung ist jedoch, für eine längere Anwendung eine pure 16 zu 8 oder 5 zu 2 Variante zu fahren.

Fühlt ihr, dass ihr euch besonders entgiften müsst oder dass ihr schneller mehr Gewicht verlieren wollt, könnt ihr zu einer der anderen Formen umschalten. Soll dies über einen längeren Zeitraum durchgehalten werden, ist es am besten, beide Varianten schlicht miteinander zu kombinieren.

Wollt ihr zu einem schnellen Erfolg kommen, könnt ihr die extremeren Formen probieren. Ihr solltet sie jedoch nie lange durchhalten und vor allem danach zu einer der beiden Grundvarianten zurückkehren, damit ihr nicht ganz schnell die verlorenen Kilos zurückbekommt.

2.6 Das Intervallfasten als Lifestyle

Das Intervallfasten ist nicht einfach nur eine Diät. Ihr könnt es durchgehend und vor allem langfristig betreiben. Dann werdet ihr nicht nur schlanker, ihr bleibt es auch. Dann fühlt ihr euch nicht nur für einen kurzen Moment besser, ihr behaltet dieses Gefühl. Im Grunde genommen werdet ihr euch sogar über die Zeit hinweg immer besser fühlen, solange ihr nur ein paar kleine Tipps beherzigt.

2.6.1 Aller Anfang ist schwer

Das Intervallfasten ist keine Diät. Es ist nicht für eine kurze Zeit und es geht nicht einfach nur um ein paar Kilos. Es geht darum, dass ihr eure normale Ernährung über die Zeit hinweg weiter wie gewohnt durchführt und dabei dennoch langsam und stetig an Gewicht verliert und an Gesundheit zunehmt.

Fangt das Intervallfasten langsam an und gewöhnt euch daran. Lasst die Mahlzeiten nicht einfach ausfallen. Verschiebt sie, bis ihr sie mit anderen Mahlzeiten zusammenlegen könnt, ohne dabei mehr zu essen.

Ihr seid auch nicht immer an die gleichen Zeiten gebunden. Habt ihr eine Verabredung oder einen Termin, könnt ihr aus eurem Rhythmus ausbrechen und mal eine andere Zeit für den Beginn des Fastens einplanen. Ihr solltet nur nicht ständig die Rhythmen ändern, damit euer Körper sich einfach ein wenig eingewöhnen kann.

2.6.2 Lasst euch Zeit

Erwartet nicht und vor allem erzwingt nicht den schnellen Gewichtsverlust. Das ist kein Sprint und noch einmal, Intervallfasten ist keine schnelle Diät. Es geht um ein stetiges, langsames Abnehmen. Das ist auch viel gesünder für den Körper.

Übrigens, wenn ihr gleichzeitig Sport treibt, kann es sein, dass ihr überhaupt keinen Abnehmerfolg auf der Waage sehen könnt. Das liegt daran, dass ihr Muskelzellen aufbaut und diese sehr viel schwerer als Fettzellen sind. Wollt ihr euren Erfolg sehen, schaut auf eure Kleidung, wie sie nun ganz locker an eurem Körper hängt.

2.6.3 Niemals übertreiben

Ich habe euch die extremeren Varianten des Intervallfastens hier vorgestellt, aber nochmal, ich möchte nicht, dass ihr es übertreibt und ein Ergebnis erzwingen wollt. Hört auf euren Körper. Versucht erst einmal eine der beiden Grundformen, sei es das 16 zu 8 oder das 5 zu 2. Nur wenn ihr euch damit wohlfühlt, solltet ihr versuchen, die Fastenzeit zu verlängern.

Auf der anderen Seite braucht ihr die Fastenzeit auch überhaupt nicht zu verlängern, denn es geht ja nicht um das schnelle, sondern das dauerhafte und gleichmäßige Abnehmen. Erzwingt nichts, denn damit erntet ihr nur Frust und ihr zerstört damit am Ende auch eure Motivation.

2.6.4 Nutzt den Schlaf

Vor allem am Anfang fällt das Fasten schwer. Es ist daher wichtig, die Fastenzeit immer mit dem Schlaf zu kombinieren, um das Hungergefühl möglichst niedrig zu halten. Damit könnt ihr dann den Einstieg schaffen und von dort geht es von ganz allein weiter.

2.6.5 Haltet euch beschäftigt

Gerade am Anfang denkt ihr noch mehr ans Essen, als ihr eigentlich solltet. Es ist in einem solchen Moment sehr ratsam, die Gedanken auf eine andere Sache zu lenken. Das kann die Arbeit sein, ein romantischer Film oder einfach ein netter Abend mit dem Partner. Macht, was euch gefällt, damit ihr den Hunger gar nicht erst bemerkt.

2.6.6 Sport

Sport ist eine nette Hilfe, aber kein Muss. Dennoch solltet ihr, wenn ihr es könnt, eure neu gewonnene Zeit und euer gespartes Geld in ein wenig körperliche Bewegung investieren. Damit beugt ihr dem Muskelschwund vor und ihr erhöht auch noch eure Leistungsfähigkeit. Ebenfalls straffst ihr so euren Körper und seht einfach besser und vor allem jünger aus. Darüber hinaus sorgt Sport dafür, dass ihr euren täglichen Stress abbaut und einen besseren Schlaf finden könnt.

Mehr dazu erfahrt ihr im Kapitel 2.7.

2.6.7 Trinkt ausreichend und das Richtige

Wenn ihr das Intervallfasten zu eurem Lebensstil macht, achtet auch darauf, es mit genügend Trinken zu kombinieren. Die Entgiftung funktioniert nicht, wenn zu wenig Wasser aufnehmt. Außerdem beugt genug Flüssigkeitsaufnahme auch anderen Beschwerden und Krankheiten vor.

Im Grunde genommen ist Wasser die einfachste, billigste und wirksamste Medizin. Verschwendet nicht diese Chance - für euch und euren Körper.

2.6.8 Findet Gleichgesinnte

Ein Hobby, eine Beschäftigung oder ein Lebensstil sind sehr viel interessanter, wenn man ihn mit jemandem teilen kann. Informiert euch im Internet. Sucht nach Fasten-Foren und tauscht euch aus. Überzeugt euren Partner, so wie ich, und eure Freunde ebenfalls dem Intervallfasten eine Chance zu geben. Was ihr gemeinsam tut, das macht doppelten Spaß.

Außerdem haben die Leute um euch herum auch tolle Ideen und es macht Spaß, sie gemeinsam auszuprobieren. Schließlich und endlich ist es auch der soziale Umgang, der uns Menschen das größte Glücksgefühl vermittelt und es ist oftmals das Gefühl der Unzufriedenheit, welches am Anfang von zu vielem Essen und Übergewicht steht.

Habt also einen regen Umgang und ihr werdet hübsch, schlank und jung sein.

2.7 Intervallfasten - noch besser mit Sport!

Interfallfasten ist eine Ernährungsform, die sich sehr leicht mit Sport kombinieren lässt. Das bringt dann noch bessere Ergebnisse und beugt auch möglichen negativen Effekten vor. Deshalb erfahrt ihr in den nächsten Kapiteln, welche sportlichen Aktivitäten ich euch empfehlen würde und wie und wann ihr diese in euren Tagesablauf einbauen solltet.

2.7.1 Warum solltet ihr Sport treiben?

Unser Körper steckt noch in der Steinzeit. Er erwartet, gefordert zu werden und diese heutige Zeit, in der wir nur noch herumsitzen, tut ihm überhaupt nicht gut. Daher sollten wir ihn wieder fordern, damit er wieder lernt, richtig etwas zu leisten. Sobald dies geschieht, werden wir auch viel gesünder leben und uns besser fühlen.

Betrachten wir die Frage nach dem Warum einmal von der anderen Seite. Ohne Sport strengt der Körper sich nicht an. Das bedeutet, er ist verglichen mit dem, was er leisten kann sobald wir ihn trainieren sehr schwach. Das mag ja noch in den meisten Situationen ausreichen, doch das ist auch alles.

Was ist das Ergebnis? Sobald wir uns ein wenig mehr anstrengen, wird es zu viel. Schlimmer noch. Wenn wir jeden Tag das Alltägliche auf der Arbeit erledigen und dann nach Hause kommen, fühlen wir uns müde und erschlagen und können nichts mehr unternehmen. Wollen wir das wirklich?

Wenn wir keinen Sport treiben, dann verbrauchen wir auch nicht die Stresshormone, die wir über den Tag aufbauen. Das bedeutet, unser Körper kann sich nicht vollständig ausruhen und wir können uns nicht entspannen.

Wenn wir keinen Sport treiben, sieht der Körper auch kaum einen Unterschied zwischen Tag und Nacht. Das bedeutet, wir kommen kaum zur Ruhe und bekommen nicht genügend Schlaf und vor allem bekommen wir unseren Schlaf nicht in der nötigen Qualität.

Sport ist also wichtig für unsere Lebensqualität. Wir machen damit unseren Körper stärker, so dass wir für Herausforderungen und auch nur für den Alltag besser gewappnet sind. Sport sorgt dafür, dass wir Stress abbauen und Sport lässt uns besser schlafen.

Das Intervallfasten hilft uns, unseren Körper zu entgiften. Gemeinsam mit dem Intervallfasten verbessert Sport unsere Gesundheit erheblich. Das liegt auch nicht zuletzt daran, dass der Sport unseren Kreislauf in Schwung bringt, was der Entgiftung förderlich ist.

Sport gemeinsam mit dem Intervallfasten kombiniert, beschleunigt den Gewichtsverlust. Wir verlieren die Kilos aber nicht einfach nur schneller, wir ersetzen sie mit Muskeln und bekommen so eine bessere Figur.

Apropos bessere Figur, Sport ist auch ein Mittel für die richtige Ästhetik. Wir sehen einfach besser aus, denn die richtigen Muskeln an den richtigen Stellen bringen auch noch unsere Form besser zur Geltung. Zugleich wird unsere Haut straffer und unsere Falten weniger. Da bleibt doch einfach nur noch eine Frage: warum eigentlich keinen Sport treiben? Die Antwort darauf kenne ich nicht.

Was man ebenfalls wissen muss, ist, dass Muskelzellen immer Fett verbrennen, auch wenn sie nicht beansprucht werden. Das bedeutet, wer eine Stunde am Tag trainiert, um Muskeln aufzubauen, wird 24 Stunden am Tag abnehmen.

2.7.2 Welcher Sport ist der Richtige für euch?

Sport ist nicht gleich Sport und der eine Sport eignet sich mehr für die Eine von uns und der andere Sport mehr für die Andere. Je jünger wir sind, desto besser ist jedoch ein sogenanntes Ganzkörpertraining und je älter wir sind, desto besser ist eine Form des Alltagssportes.

Ein Ganzkörpertraining besteht aus verschiedenen Ausdauer- und Muskelübungen. Das Ziel ist es, die Muskeln gleichmäßig über den Körper verteilt aufzubauen. Keine Angst Mädels, ihr werdet damit nicht zu kraftstrotzenden Bodybuildern. Durch den geringeren Testosterongehalt in unserem Körpern bauen wir Muskeln deutlich langsamer und dezenter auf als die Männer. Solange ihr keine Steroide verwendet oder extreme Crash-Diäten praktiziert, was ihr sicher nicht vorhabt, werdet ihr eure weiblichen Formen auch mit einem ausgiebigen Sportprogramm immer behalten.

Wir sprechen also von einem moderaten Gewichtstraining für die richtigen Muskelgruppen und schon sind die Beine, Hüften und der Bauch schön wohlgeformt und fest. Selbst der Busen wird es euch danken. Versucht es einfach mal.

Der Alltagssport sollte ebenfalls Ausdauer- und Muskeltraining in sich vereinen. Dafür gibt es aber verschiedene Varianten, die von sehr einfach bis schwer reichen. Beginnen wir mit dem einfachen Teil. Wer schon nicht mehr so jung ist, dem ist am besten mit einem Spaziergang geholfen. Das bringt viel frische Luft in die Lungen und der gesamte Körper bewegt sich. Das baut zugleich ein wenig Muskeln auf, aber nicht zu viel davon, dass man sich sorgen machen müsste. Das Wichtigste ist hier, dass der Kreislauf in Schwung gebracht und damit insgesamt gestärkt wird.

Wer noch ein wenig jünger ist, kann den Spaziergang in einem strammeren Tempo und mit einer leichten Hantel von einem oder zwei Kilo pro Hand absolvieren. Damit wird ebenfalls der Kreislauf in Schwung gebracht und eine größere Wirkung auf die Muskeln erzielt.

Wer noch jünger ist, ersetzt das Spazierengehen durch Joggen mit den Hanteln in der Hand. Das bringt einen hübschen Trainingseffekt und verbraucht eine Menge Kalorien. Vor allem aber pumpen wir damit so viel Sauerstoff durch unseren Körper, dass wir uns noch nach Stunden jung und frisch fühlen.

Eine andere Variante ist das Radfahren. Hier braucht man keine Hanteln und trainiert dennoch den gesamten Körper. Der Kreislauf kommt in Schwung, weil wir in die Pedale treten. Dies trainiert auch unsere Beinmuskeln, während das Halten des Rades auch noch unsere anderen Muskeln fordert.

Eine weitere Kraftausdauervariante ist das Schwimmen. Hier wird der Kreislauf und jeder einzelne Muskel im Körper beansprucht. Zugleich werden die Gelenke geschont. Damit wird jeder schnell rank und schlank, ohne Verletzungen befürchten zu müssen.

Mein persönlicher Tipp: Als Fitnesstrainerin muss ich natürlich auch noch eine Lanze für das Fitnessstudio brechen. Bei uns im Studio biete ich mehrere Kursprogramme für Frauen an. Das reicht von leichteren Zumbakursen bis hin zu anspruchsvollen Trainingseinheiten mit Hanteln und Kettlebells.

Vielen Mädels ist das reine Gewichts- und Ausdauertraining im Fitnessstudio zu langweilig oder sie fühlen sich unwohl in dieser »Männerdomäne«. In Kursen habt ihr die Möglichkeit gleichgesinnte Frauen zu treffen und in Ruhe zu trainieren. Außerdem habt ihr die Unterstützung von erfahrenen Trainern und Trainerinnen, die euch dabei helfen die Übungen korrekt auszuführen und Verletzungen zu vermeiden.

Melde dich zum Beispiel zusammen mit einer Freundin in einem Fitnessstudio in deiner Nähe an, das Kurse anbietet. So könnt ihr euch gegenseitig motivieren und bleibt dran.

Ich habe über die Jahre so viele Erfolgsgeschichten von Frauen miterlebt, die sich mit Fleiß und Disziplin, aber auch mit viel Spaß in der Gruppe ihren Traumkörper erarbeitet haben. Und du kannst das auch!

2.7.3 Wie sollte eine Trainingseinheit aussehen?

Eine Trainingseinheit besteht aus dem Aufwärmen, dem eigentlichen Training und der Übergangsphase. Für das Alltagstraining ist das ganz einfach. Am Anfang gehen, schwimmen oder fahren wir das Fahrrad etwas langsamer. Das beschleunigt unsere Atmung und unseren Herzrhythmus, damit unser Körper auf die eigentliche Belastung vorbereitet ist. Diese Phase sollte zwischen 10 und 15 Minuten lang sein.

Die nächste Phase ist das eigentliche Training. Hier laufen, schwimmen und fahren wir das Fahrrad in unserem echten Trainingstempo. Hierbei sollten wir darauf achten, ein Tempo zu wählen, bei dem wir uns noch immer wohlfühlen. Wir sollten keine Schwindel empfinden und auch nicht hyperventilieren. Diese Phase dauert ungefähr 30 Minuten.

Die Übergangsphase bildet den Abschluss und soll den Körper langsam herunterfahren. Wir werden also bei unserem Alltagstraining wieder langsamer und können spüren, wie auch unsere Atmung an Tempo verliert. Diese Phase sollte die gleiche Länge wie die Aufwärmphase aufweisen, also 10 bis 15 Minuten.

Das Ganzkörpertraining arbeitet mit Gewichten. Hier sollten wir mit Joggen oder einem Fahrradtrainer die Aufwärm- und Übergangsphase absolvieren, bevor und nachdem wir uns den Hanteln gewidmet haben.

Das Hanteltraining erfolgt in Durchgängen. Jeder Durchgang oder Satz besteht aus 10 bis 15 Wiederholungen mit der gleichen Hantel und der gleichen Bewegung, ohne abzusetzen. Dabei müssen wir selbst sehen, welches Gewicht für uns richtig ist.

Können wir mehr als 15 Wiederholungen in einem Durchgang ausführen, müssen wir das Gewicht heraufschrauben. Schaffen wir nur weniger als zehn, dann müssen wir weniger Gewicht verwenden.

Jede Übung sollte aus drei bis vier Durchgängen bestehen. Zwischen den Durchgängen kommt eine kleine Pause von ein bis zwei Minuten. Nach jeder Übung gibt es eine Pause von drei bis fünf Minuten.

2.7.4 Wann sollte der Sport betrieben werden?

Wichtig ist es auch, den Sport zur richtigen Zeit durchzuführen und dabei über die Woche verteilt zeitlich richtig zu gestalten. Leichter Alltagssport in Form des Spazierengehens kann im Prinzip jeden Tag absolviert werden. Alle anderen Sportarten brauchen ein festeres Trainingsregime.

Während des Sportes schädigen wir unsere Muskulatur. Nein, ihr müsst jetzt nicht erschrecken. Diese Schädigung ist das Ziel des Sportes. Danach repariert unser Körper den Schaden und macht die Muskeln stärker, damit sie das nächste Mal mehr aushalten und mehr leisten können. Dennoch müssen wir diese Schädigung im Hinterkopf behalten und damit umgehen.

Die erste Folge der Schädigung ist, dass wir nicht jeden Tag trainieren. Zwischen zwei Trainingstagen muss mindestens ein Ruhetag liegen, damit die Muskeln Zeit haben, sich zu regenerieren. So können wir maximal drei Tage die Woche trainieren, wobei sich ein Tag Training mit einem Tag Ruhe abwechselt.

Wichtig ist auch die richtige Wahl des Trainingszeitpunktes. Hier sollte zwischen dem 16 zu 8 und dem 5 zu 2 Intervallfasten unterschieden werden. Das 16 zu 8 Training sollte so gelegt werden, dass das Ende des Trainings mit dem Ende der Fastenzeit zusammenfällt. Das hat gleich zwei Vorteile.

Als Erstes haben wir keine frische Nahrung in unserem Körper. Das bedeutet, das gesamte Training über bedient sich unser Körper aus den Fettreserven, um seinen Energiebedarf zu decken.

Als Zweites braucht unser Körper nach dem Training eine Menge Baustoffe, um sich zu regenerieren. Da aber unsere Fastenzeit ja gerade mit Training geendet hat, können wir ihm nun diese Baustoffe, wie etwa Proteine, über die Nahrung zuführen.

2.7.5 Der Effekt von Sport in unserem Körper

In unserem Körper setzt das Training einen Impuls zur Bildung von Muskeln. Damit erzwingen wir, dass er sich nicht an den Muskeln vergreift, um seinen Energiebedarf in der Fastenzeit zu decken. Er wird also, ob er will oder nicht, die Fettreserven angreifen. Das bringt den maximalen Effekt gegen unser Hüftgold.

3. Die Praxis - 14 Tage Beispielernährungsplan

Die Theorie klingt immer so gut, doch die Schwierigkeiten kommen immer dann, wenn es an die Umsetzung geht. Damit euch diese Schwierigkeiten erspart bleiben, habe ich euch einen Beispielernährungsplan für das 16 zu 8 Fasten zusammengestellt.

Es steht euch jedoch frei, all die Vorschläge hier eurem Geschmack anzupassen. Rezepte habe ich außen vorgelassen, denn die könnt ihr immer im Internet finden, außerdem dienen meine Pläne mehr als ein Rahmen, den ihr dann mit euren bevorzugten Gerichten ausfüllen könnt. Seid also bereit, zu experimentieren, auszuprobieren und zu testen. Dann wird auch das Intervallfasten nie mehr langweilig.

Das Intervallfasten nach der 16 zu 8 Methode kann auf verschiedenen Wegen durchgeführt werden. Diese lassen sich grob gesagt in zwei Bereiche unterteilen, die Variante ohne Frühstück und die Variante ohne Abendessen. Wir schauen uns in diesem Plan für zwei Wochen beide Varianten gemeinsam an.

Ich werde also Vorschläge für beide Versionen in jeden einzelnen Tag einbauen.

Noch eine wichtige Anmerkung zu den Gerichten und Kalorienangaben!

Ich habe versucht, einen möglichst abwechslungsreichen Ernährungsplan zusammenzustellen. Es steht euch natürlich frei diesen erstens zu variieren und zweites eurem individuellen Kalorienbedarf anzupassen.

Wie viele Kalorien ihr täglich zu euch nehmen solltet, um eurer Gewicht zu halten, bzw. abzunehmen, könnt ihr mit folgendem Kalorienrechner ganz einfach im Internet ermittel: Kalorienrechner (oder unter folgendem Link https://www.blitzrechner.de/kalorienbedarf/).

Der Kalorienrechner gibt euch natürlich nur einen Richtwert. Ich persönlich würde euch empfehlen, für die ersten 14 Tage ein Ernährungstagebuch zu führen. Darin notiert ihr, wie viel Kalorien ihr am jeweiligen Tag zu euch genommen habt, ob ihr beim Sport wart und euer Gewicht morgens nach dem ersten Toilettengang.

Das Ernährungstagebuch ist keine Pflicht, hilft euch aber super dabei euren Körper besser kennenzulernen. Ihr erlebt das Zusammenspiel von Grundumsatz (so viel Kalorien verbraucht eurer Körper für seine Lebensfunktionen), euren verbrauchten Kalorien (was ihr durch Bewegung und Sport zusätzlich verbraucht), euren aufgenommenen Kalorien (was ihr gegessen habt) und eurem Gewicht.

Nach den 14 Tagen habt ihr so dann ein Gefühl dafür wie groß eure Portionen sein dürfen, damit ihr zum Beispiel konstant Gewicht verliert oder euer Gewicht haltet. Eine Fähigkeit, die euch euer ganzes Leben nutzen wird!

3.1 Tag 1

Der erste Tag beginnt für diejenigen, die das Frühstück nicht ausfallen lassen, mit einer leckeren Schüssel Haferflocken, die mit Obst und Frischkäse verfeinert werden. Die Schüssel lässt sich in 15 Minuten vorbereiten und beinhaltet um die 400 kcal. Für die Variante ohne Frühstück entfällt diese Mahlzeit.

Zum Mittag gibt es dann einen gebratenen Kürbis mit Kürbiskernen. Beide Varianten des 16 zu 8 können sich über dieses Gericht freuen. Die Zubereitung dauert nur um die 30 Minuten und beinhaltet dann nur rund 250 bis 300 kcal, wenn es fertig ist.

Für den Nachmittag gibt es einen Snack. Ein Apfel und eine Handvoll Wallnüsse bringen ca. 300 kcal auf den Tisch. Dieser Snack ist auf jeden Fall gut für die, die das Frühstück ausfallen lassen. Diejenigen, die jedoch auf eine abendliche Mahlzeit verzichten, haben nun die Wahl. Entweder essen sie diesen Snack als ihr Abendmahl, bevor die Fastenzeit beginnt, oder sie lassen ihn ausfallen und ziehen das Abendessen vor.

Das Abendessen besteht dann in eine Lachs-Spinat-Pasta. Auch dieses Gericht ist nicht sehr aufwendig, denn es dauert in der Zubereitung nur 20 Minuten, bringt dafür aber auch nette 660 kcal mit.

3.2 Tag 2

Der zweite Tag wird am Morgen für die Variante mit einem Frühstück mit einem Knusper-Müsli mit Mango und Kokosöl eingeleitet. Wie es sich für ein Frühstück gehört, ist es in weniger als 15 Minuten vorbereitet und bietet eine gute Basis für den Start in den Tag.

Zum Mittag versuchen wir einfach mal die Zucchini-Nudeln in Kokosmilch. Heute ist ein Kokostag, sozusagen. In nur 15 Minuten sind die Nudeln fertig und sie sind auch nicht so energiegeladen. Sie verfügen gerade mal über 220 bis 250 kcal.

Der Snack ist wieder eine Qual der Wahl. Diejenigen von euch, die sich das Frühstück haben schmecken lassen, müssen sich nun zwischen Snack und Abendessen entscheiden. Die, die sich gegen das Frühstück entschieden haben, können einfach loslegen. Wir servieren einen Reiswaffel-Gemüse-Snack. Dieser bringt nur 200 kcal mit sich und ist in weniger als 20 Minuten vorbereitet.

Wer das Abendessen wählt, der kommt in den Genuss von einer Brombeer-Ziegenkäse-Pizza. Die Zubereitung nimmt nur 30 Minuten in Anspruch und die Pizza bringt 650 kcal zur Mahlzeit.

3.3 Tag 3

An unserem dritten Tag leiten wir den Tag mit einem Brombeer-Pistazien-Joghurt ein. Dafür brauchen wir weniger als 10 Minuten für die Vorbereitung und er bringt uns, sage und schreibe 300 kcal.

Das Mittagessen besteht aus einem Kartoffel-Pilz-Brei mit Fleisch. Das ist in weniger als 40 Minuten auf den Tisch gebracht. Auch ist er recht kalorienarm, denn er enthält nur 450 der kleinen Energiespender.

Als Snack gönnen wir uns eine Banane und einen körnigen Frischkäse. Beides zusammen hat nur 250 kcal und ist früh schnell für die Arbeit eingepackt. Das Eiweiß aus dem Frischkäse hält uns dafür aber gut satt.

Als Abendessen servieren wir uns ein Avocado-Erdbeer-Brot. Das ist im Handumdrehen fertig und enthält an die 400 kcal.

3.4 Tag 4

Ein neuer Tag, ein neues Glück und wir verspachteln einen Power-Quark mit Weintrauben. Das ist gesund, schmeckt gut und hilft auch dem Blut auf die Sprünge. Sie Zubereitung nimmt nur 15 Minuten in Anspruch und wir werden mit 220 kcal versorgt. Das ist aber nur für diejenigen unter uns, die sich für die 16 zu 8 Methode mit Frühstück entschieden haben.

Zum Mittag bereiten wir uns einen bunten Tomatensalat auf Frischkäse. Der ist in 10 Minuten fertig und enthält auch nur 200 kcal, ideal zum Abnehmen.

Unser Snack ist heute einmal deftig. Wir essen ein Toastbrötchen, komplett mit Blauschimmelkäse und kleinen Gurkenstreifen. Damit alles auch wirklich appetitlich aussieht und schmeckt, nehmen wir uns für die Zubereitung etwas mehr Zeit und sind dann nach 20 Minuten damit fertig. Der Kaloriengehalt liegt dann bei rund 300 kcal.

Zum Abend gibt es einen gratinierten Brokkoli mit Curry-Dip. Das schmeckt lecker, ist in 30 Minuten fertig und enthält rund 650 kcal.

3.5 Tag 5

Der Morgen lacht mit einem Ananas-Erdbeer-Teller mit Nuss-Dip. Dieser ist in nur 20 Minuten vorbereitet und liefert uns dann gleich noch 275 kcal, damit wir in den Tag durchstarten können. Wer sich gegen das Frühstück in seiner Variante des 16 zu 8 entschieden hat, muss es bei einem Tee oder Kaffee belassen.

Zum Mittag gibt es Eier in Spinatsauce. Dieses Gericht dauert etwas länger, ist aber mit 35 Minuten noch immer im Rahmen. Dafür bringt es aber nur 320 kcal mit sich.

Für den Snack entscheiden wir uns für fruchtige Hähnchenspieße. Deren Zubereitung nimmt 25 Minuten in Anspruch und sie enthalten rund 300 kcal.

Abends gönnen wir uns ein Radieschen-Matjes-Tartar auf Vollkornbrot. Das klingt so lecker, wie es aussieht, und ist in 25 Minuten fertig. Der Kaloriengehalt liegt bei 250 kcal.

3.6 Tag 6

Brot am Abend und Brot am Morgen ist eine gute Mischung, so bekommt jeder eine Portion davon, egal, ob wir uns gegen das Frühstück oder das Abendessen entschieden haben. Das morgendliche Vollkornbrot kommt mit einer leckeren Avocadocreme und ist in nur 10 Minuten essbereit. Dabei enthält es ungefähr 370 kcal.

Zum Mittagstisch halten wir uns an Curry in Form einer Curry-Hühnersuppe. Diese enthält 370 kcal und ist in nur 25 Minuten zubereitet.

Für unseren Snack machen wir uns gefüllte Radicchioblätter. Diese sind leicht zubereitet und in 15 Minuten fertig und sie enthalten gerade mal 100 kcal.

Am Abend gibt es einen Erdbeer-Linsen-Salat mit Rhabarber. Das ist gesund, in nur 35 Minuten fertig und enthält fast 400 kcal.

3.7 Tag 7

Herzlichen Glückwunsch, die erste Woche ist mit diesem Tag geschafft und überstanden. Heute wollen wir mal so richtig reinhauen. Den Anfang machen Buttermilch-Vollkornpancakes. Das ist etwas aufwendiger, aber wir haben es uns verdient. Die Zubereitung dauert geschlagene 45 Minuten und sie bringen uns 420 kcal.

Es geht weiter am Mittag mit gedünsteten Muscheln. Damit haben wir was Exotisches als Belohnung für die erste Woche. Die Zubereitungszeit ist etwas ausgedehnter, aber zur Halbzeit können wir uns das leisten. Sie beträgt 50 Minuten. Die Muscheln selbst bringen uns 330 kcal.

Auch bei unserem heutigen Snack wollen wir nicht geizen und hauen uns mit einem Omelett-Burger mit Zucchini den Bauch voll. Dieser geht jedoch schneller als unser Frühstück und Mittagsmahl. Er ist in nur 15 Minuten fertig und er bringt uns 390 kcal.

Den krönenden Abschluss bildet unser Abendessen. Auch dieses sollte etwas aus der Masse hervorstechen, um uns für die nächste Woche zu motivieren. Heute essen wir ein Graupenrisotto mit Fischfilet.

Fisch ist gesund und enthält alles, was unser Körper braucht. Damit hat sich die Entgiftung gelohnt und nun kommt das Material für die Regeneration der Zellen. Die Zubereitung dauert noch einmal 40 Minuten und der Kaloriengehalt liegt bei 600 kcal.

3.8 Tag 8

Auf geht es in die zweite Woche unseres Intervallfastens. Fühlt ihr euch schon besser? Haltet durch und die Antwort wird am Ende der vierzehn Tage ein „Ja" sein. Den Anfang heute machen Froyo-Blaubeeren. Sie beanspruchen nur 10 Minuten unserer kostbaren Zeit für die Zubereitung und sie enthalten 240 kcal für unseren Körper.

Für unser Mittagessen wird es wieder fischig mit einem brasilianischen Fischtopf. Diesen kochen wir in 45 Minuten und wir essen dann 280 kcal.

Unser heutiger Snack besteht aus Wasabi-Eiern. Ja, heute ist es noch einmal exotisch, ihr habt es gemerkt. Das ist der Anfang der neuen Woche und wir wollen Abwechslung. Unsere Wasabi-Eier sind in 30 Minuten zubereitet und sie enthalten 210 kcal.

Am Abend entscheiden wir uns für ein Hähnchen, geschmort mit Kürbis. Das ist dann etwas bodenständiger und ist 70 Minuten zubereitet. Dabei bringt es 620 kcal auf den Tisch.

3.9 Tag 9

Das ist unser neunter Tag und so langsam gewöhnen wir uns an das Intervallfasten. Der Hunger in der Fastenzeit wird weniger und die Zufriedenheit mit den Mahlzeiten wächst.

Den Einstieg heute machen wir mit süßen Brötchen aus Quarkteig. In nur 25 Minuten zubereitet, enthalten sie nur 320 kcal. Das ist doch ein leichter Start in den Tag.

Mittags geht es weiter mit einem Thunfisch-Tartar. Dieses ist ein klein wenig komplizierter, aber dennoch in nur 40 Minuten vorbereitet. Es enthält für uns 340 kcal.

Für unseren Snack nehmen wir uns heute einen überbackenen Pizza-Toast vor. In weniger als 15 Minuten ist dieser zubereitet und er enthält 350 kcal.

Den Abend lassen wir mit einem Pflaumen-Grießbrei ausklingen. In 10 Minuten vorbereitet, enthält dieser 250 kcal.

3.10 Tag 10

Die ersten zwei Wochen sind bald rum. Wenn wir bis dahin durchhalten und unterwegs nicht umfallen, dann schaffen wir es auch danach für so lange, wie wir es möchten. Daher nicht geschwächelt und mit neuen Gerichten weitergemacht.

Am Morgen schnappen wir uns ein Johannisbeer-Bananen-Hörnchen. Die Zubereitung dauert nicht lange, dafür aber hält der Genuss länger. Mit nur 125 kcal tun wir uns damit auch etwas Gutes.

Mittags essen wir gegrillte Lachsspieße. Diese sind sehr gesund und sehr lecker. Ihr könnt sie in 40 Minuten zubereiten.Sie enthalten 225 kcal.

Weil die Spieße so toll waren, nehmen wir sie auch gleich noch einmal für unseren Snack zur Hand. Damit es aber nicht langweilig wird, verwenden wir sie als Hähnchen-Champignon-Spieße. Wir können sie in 20 Minuten für uns zubereiten und dann bringen sie gleich noch 100 kcal pro Spieß mit.

3.11 Tag 11

Auch die zweite Woche neigt sich so langsam dem Ende entgegen und wir haben jede Menge Grund zur Freude. Wir werden jeden Tag gesünder und verlieren langsam, aber sicher an Gewicht. Vielleicht habt ihr es bereits gemerkt, wie euch das eine oder andere Kleidungsstück bereits etwas lockerer sitzt. Keine Angst, wenn ihr durchhaltet, dann werden bald alle Kleidungsstücke sehr locker werden.

Wir beginnen unseren elften Tag mit einem Multikorn-Porridge. Das sieht gut aus und schmeckt auch toll und vor allem ist es leicht und hilft der Verdauung auf die Sprünge. Es enthält 370 kcal und es ist in 25 Minuten essensbereit. Am Mittag lieben wir es wieder etwas fleischiger mit Tartar-Frikadellen. Die brauchen nur 30 Minuten, bis sie fertig sind und sie enthalten 350 kcal. Für unseren Snack schauen wir wieder in andere Welten und gönnen uns einen Falafel mit Sesam-Joghurt-Dip. Im Gegensatz zu unseren Frikadellen brauchen wir dafür nur 15 Minuten und dann verspeisen wir 400 kcal.

Wollen wir exotisch bleiben? Gut, dann geht es so auch am Abend weiter. Wir kochen uns ein mediterranes Seelachsfilet. Das klingt so gut wie es schmeckt. Dennoch ist die Zubereitung so einfach, dass es schon in 20 Minuten fertig ist und wir essen damit 460 kcal.

3.12 Tag 12

So langsam fangen wir an, Tage zu zählen. Kein Problem, wer das will, kann es gerne tun. Sich kleine Ziele zu setzen hält die Motivation aufrecht. Durchhalten, das Ende ist bald in Sicht und dann ist es kein Ende einer Diät, sondern ein neuer Anfang für den neuen Lebensstil!

Wollen wir exotisch beginnen? Hm, unschlüssig? Ok, dann nehmen wir uns einfach ein Popcorn-Müsli mit Mango vor. Dafür brauchen wir nur 15 Minuten und es enthält 350 kcal. Unser Mittagessen wird weniger exotisch, dafür aber mehr deftig. Wir kochen uns einen Rindfleischtopf auf schwäbische Art. Dieser braucht nur 30 Minuten Kochzeit und dann bringt er uns 460 kcal in einem leckeren Gewande.

Unser Snack soll heute mal etwas einfacher sein. Wir machen uns einen Salat aus Schafskäse und Gemüse. Das dauert gerade mal 10 Minuten und enthält weniger als 100 kcal.

Am Abend gönnen wir uns ein Ei im Kartoffelnest. Dafür brauchen wir aber etwas mehr Zeit, doch die nehmen wir uns, denn wir befinden uns im Endspurt. Die Zubereitung braucht dann etwas mehr als eine Stunde und wir essen 475 kcal.

3.13 Tag 13

Die ersten zwei Wochen sind fast geschafft. Bei aller Freude sollten wir jedoch immer im Hinterkopf behalten, dass es nicht nur um zwei Wochen geht. Es handelt sich um eine dauerhafte Lebensstilumstellung und bei einigen vielleicht auch um eine Ernährungsumstellung. Die ersten zwei Wochen sind eine pure Eingewöhnungsfrist, damit uns das Intervallfasten zur Gewohnheit wird.

Fangen wir etwas leichter an. Heute machen wir uns einen Smoothie aus Buttermilch und Melone. Das dauert weniger als 10 Minuten und der Smoothie enthält weniger als 100 kcal. Er sieht jedoch lecker aus und schmeckt super.

Zum Mittag bereiten wir uns gegrillte Zucchiniblüten zu. Das geht schnell, in nur 20 Minuten, und das Ganze ist mit nur 160 kcal auch noch recht leicht.

Für unseren Snack bleiben wir heute auch auf der einfachen Seite. Wir machen uns ein Harzer-Roggenbrot. Dieses enthält 350 kcal und ist in weniger als 5 Minuten fertig.

Am Abend geht es ebenfalls einfach weiter. Wir machen uns einen Kartoffelstampf mit Würstchen. Dieser ist in 35 Minuten fertig und bringt 450 kcal mit sich.

So, Tag 13 ist geschafft. Es wird Zeit, sich ins Bett zu begeben und sich auf den nächsten Tag zu freuen. Dann ist die erste Herausforderung gemeistert und die Tür zu einem gesünderen Leben aufgeschlossen.

3.14 Tag 14

Juhu, jippie und alles, was dazugehört. Das ist die Marke. Wer es bis hierher geschafft hat, der schafft es auch danach noch weiter. Im Grunde genommen ist es gar nicht schwer, denn die Fastenzeiten sind nicht so lang und das nächste Essen nur ein paar Stunden entfernt. Nun sollte sich der Körper auch an die neue Ernährung gewöhnt haben und mit dem Hunger fertig werden. Nicht vergessen, immer viel trinken und es dabei mit dem Kaffee nicht übertreiben.

Weil heute ein spezieller Tag ist, fangen wir auch gleich mit voller Wucht und ganz genial an. Den Anfang macht ein Grill-Halloumi. Das klingt nicht schwer und es ist es auch nicht. In nur 25 Minuten steht der Teller auf den Tisch und wir können reinhauen. Der Gehalt liegt jedoch bei 580 kcal, doch heute stört uns das herzlich wenig, denn wir wollen feiern.

Mittags kommt der nächste Knaller. Wir bereiten uns ein Boeuf-Bourguignon. Das klingt französisch und schmeckt herrlich. Wir essen wie Gott in Frankreich. Die Zubereitung ist auch weniger anspruchsvoll, als wir das jetzt vermuten mögen und sie dauert nur 40 Minuten. Dafür ist der Gehalt mit 450 kcal nicht ohne, doch wie gesagt, heute kümmern wir uns nicht darum.

Selbst unser Snack wird ein Kracher. Wir nehmen uns ein Forellenfilet und servieren es auf Brot und mit Meerrettich-Quark. Lecker Schmecker und in 25 Minuten zubereitet. Es enthält nur 240 kcal und das ist an diesem Tag absolut keine Schande.

Jetzt kommt das Ende mit Pauken, Trompeten und einem tüchtigen Trommelwirbel. Das Abendessen besteht aus einem Zitronen-Spargel-Hähnchen. Das ist umwerfend lecker, sieht gut aus und von dem Geschmack kann man noch lange zehren. Die Zubereitung dauert nur 20 Minuten und der Gehalt liegt bei 360 kcal, aber wir sind heute nicht knausrig.

Meinen herzlichen Glückwunsch an alle, die das Intervallfasten bis hierher durchgehalten haben. Ihr habt etwas Großartiges für euch und eure Gesundheit geleistet. Jetzt aber dürft ihr nicht gleich wieder aufgeben, sondern müsst das neue Essen immer weiter betreiben. Dann habt ihr ein langes und gesundes Leben vor euch. Alle Gerichte hier findet ihr im Internet und ihr könnt sie gerne nach eurem Geschmack variieren, austauschen, kombinieren oder auch sonst wie verändern. Nichts ist in Stein gemeißelt.

Wenn ihr nach der 5 zu 2 Methode vorgeht, müsst ihr darauf achten, dass ihr an den Fastentagen nur Gerichte zusammenlegt, die insgesamt 800 kcal oder weniger mitbringen. An diesen Tagen müsst ihr geizig sein, dafür aber könnt ihr an den anderen Tagen einfach eurem Geschmack folgen.

4. Fazit / Zusammenfassung

So Mädels damit sind wir auch schon am Ende angekommen. Ich hoffe, euch hat die Lektüre gefallen und viele gute Ansatzpunkte geliefert. Für den Fall, dass etwas vielleicht unter die Räder gekommen ist, fasse ich hier noch einmal die wichtigsten Punkte zusammen.

4.1 Was ist Intervallfasten

Das Intervallfasten ist die Kulmination aus der Erfahrung unserer Vorfahren aus der Steinzeit, dem religiösen Fasten, dem Heilfasten und dem Ramadan. Wir unterteilen dabei unseren Tages- bzw. Wochenablauf in verschiedene Phasen. So haben wir die Essens- und die Fastenperioden.

Während der Essenszeit können wir so weitermachen wie bisher. Es ist sogar wichtig, am Anfang nicht allzu viele zu ändern und vor allem sollten wir nicht mehr zu den Mahlzeiten essen als zuvor.

In der 16 zu 8 Methode essen wir 8 Stunden am Tag wie gehabt. Die anderen 16 Stunden fasten wir, ohne dass wir feste Nahrung zu uns nehmen.

Dabei müssen wir darauf achten, in dieser Zeit genug zu trinken und dass die 16 Stunden einen zusammenhängenden Zeitraum bilden. Es ist absolut ok, wenn wir innerhalb dieser 16 Stunden auch schlafen.

Bei der 5 zu 2 Methode essen wir 5 Tage wie gehabt und fasten wir 2 Tage die Woche. Diese beiden Fastentage sollten jedoch nicht aufeinanderfolgen, sondern durch einen, besser zwei, Esstage getrennt werden. Während der Fastentage können wir auch feste Nahrung zu uns nehmen, doch ist hier nun das Kalorienzählen angesagt, denn wir sollten unsere Zufuhr auf maximal 800 kcal beschränken. Weniger wäre sogar besser.

Es besteht auch die Möglichkeit, beide Varianten zu kombinieren. Das bedeutet, an den Fastentagen gibt es 800 kcal oder weniger und an den Esstagen wird nach der 16 zu 8 Methode gegessen.

Noch extremere Auslegungen gehen in die Richtung 20 zu 4 und 1 zu 1. Das bedeutet, 20 Stunden fasten wechseln sich mit 4 Stunden essen bzw. ein Tag essen, wechselt sich mit einem Tag fasten ab. Noch extremer ist die Variante mit nur einer Mahlzeit pro Tag. So oder so, solche extremeren Formen sind nur etwas für eine kürzere Anwendung und keineswegs als dauerhafte Ernährung geeignet.

4.2 Warum Intervallfasten

Das Intervallfasten verbindet all die Vorteile der Diäten, des Heilfastens und des Basenfastens miteinander, ohne dabei deren Nachteile zu übernehmen. So verlieren wir an Gewicht, wie bei einer Diät. Im Gegensatz zur Diät ist der Gewichtsverlust jedoch nachhaltig und damit von einer besseren Qualität.

Wie beim Heilfasten können wir uns entgiften und unser Körper sich dabei regenerieren. Im Gegensatz zum Heilfasten ist dies aber nicht auf eine kurze Zeit beschränkt, sondern wir erreichen diese Entgiftung permanent, solange wir das Intervallfasten durchhalten.

Das Basenfasten entsäuert uns, was einer regelrechten Verjüngungskur gleichkommt. Auch das Intervallfasten vermag dies, dafür aber ist das Intervallfasten für eine permanente Ernährung geeignet, während das Basenfasten ebenfalls nur eine temporäre Verbesserung bringt.

Insgesamt schlägt damit das Intervallfasten seine Alternativen und sollte von jedem, der mehr Heilung und einen Gewichtsverlust braucht, angewendet werden. Zudem ist es sehr sanft und vor allem sind die Erfolge dauerhaft.

4.3 Intervallfasten als Lebensstil

Das Beste am Intervallfasten jedoch ist, dass man es für den Rest seines Lebens betreiben kann und damit immer jung und gesund bleibt.

Man muss also nicht immer mal wieder die Zähne zusammenbeißen, und da durch, wie bei einer Diät oder sich heilen und dann wieder eine Verschlechterung hinnehmen, wie beim Heil- bzw. Basenfasten. Nein, man kann es permanent betreiben und permanent den positiven Effekt aufrechterhalten.

4.4 Noch ein letzter Tipp

Hier noch ein kleiner Tipp am Ende: Wenn ihr das Intervallfasten ausprobiert, habt Spaß daran! Findet Freunde und Gleichgesinnte, baut eine Gemeinschaft auf, unternehmt etwas und fühlt euch besser. Spaß und Freude, Familie und Freunde, kein Stress und viel Entspannung, das sind die besten Medikamente gegen alle Krankheiten und sogar gegen das Altern.

Seht das Intervallfasten also nicht als eine Belastung und schon gar nicht als eine Diät an. Nutzt es als das Mittel, euch auszutauschen, Leute kennenzulernen und euren Freundeskreis sowie euren Horizont zu erweitern. Gemeinsam seid ihr stark und gemeinsam werdet ihr mehr und vor allem länger leben. Erfreut euch an euch selbst, aneinander und am Leben. Danke für euer Interesse und viel Glück und Freude bei der Umsetzung.

Hat dir das Buch gefallen? Dann schreib mir doch bitte eine kurze Rezension auf Amazon.de! Du hilfst mir damit sehr.

Folge einfach diesem QR-Code:

...oder geh auf: https://amzn.to/2Tsf4Yj

P.S. Dank der wunderbaren Fanny Valentin gibt es mein Fastenbuch jetzt auch als Hörbuch. Hast du Lust mal reinzuhören? Dann folge einfach diesem QR-Code:

oder geh auf: https://adbl.co/2AF07dn

Copyright: Laura Sommerfeld, 2019, Deutschland.

Alle Rechte vorbehalten. Ein Nachdruck, eine Vervielfältigung oder Übersetzung oder jedwede andere Art der Verwertung oder Verarbeitung (auch die elektronische Verarbeitung und Verbreitung) ist ausdrücklich nur mit schriftlicher Genehmigung des Autors gestattet. Impressum: Felix Pfau / Loschwitzer Straße 51 / 01309 Dresden

19976069R00063

Printed in Great Britain
by Amazon